谢　胜—主编

五行藏象
中医外治疗法

主编　谢胜

副主编　刘园园　刘　倩　彭柳莹

编委

王　艳　卢栋明　劳祥婷

李　羚　吴志芬　吴腊梅

张　越　张海妮　陆盼回

陈　雁　赵雪苹　赵燕坤

钟木英　侯秋科　姚飞翔

黄运秋　蒋中原　覃　信

谢洁如　廉永红　廖　婷

廖　薇　廖纬琳

中国中医药出版社
·北京·

图书在版编目（CIP）数据

五行藏象中医外治疗法 / 谢胜主编 . —北京：中国中医药出版社，2019.6（2020.8重印）

ISBN 978 – 7 – 5132 – 5443 – 4

Ⅰ . ①五…　　Ⅱ . ①谢…　　Ⅲ . ①外治法　Ⅳ . ① R244

中国版本图书馆 CIP 数据核字（2018）第 301926 号

中国中医药出版社出版

北京经济技术开发区科创十三街 31 号院二区 8 号楼

邮政编码　100176

传真　010–64405750

河北新华第二印刷有限责任公司印刷

各地新华书店经销

开本 710×1000　1/16　印张 16.25　彩插 0.25　字数 211 千字

2019 年 6 月第 1 版　2020 年 8 月第 2 次印刷

书号　ISBN 978 – 7 – 5132 – 5443 – 4

定价　68.00 元

网址　www.cptcm.com

社 长 热 线　010-64405720
购 书 热 线　010-89535836
维 权 打 假　010-64405753

微信服务号　zgzyycbs
微商城网址　https://kdt.im/LIdUGr
官 方 微 博　http://e.weibo.com/cptcm
天猫旗舰店网址　https://zgzyycbs.tmall.com

如有印装质量问题请与本社出版部联系（010-64405510）

编写说明

  《五行藏象中医外治疗法》一书是基于《周易》及中医阴阳、五行、藏象理论，结合"以象测藏""以象补藏"的观点，对中医外治法的五行"象"属性加以抽象概括，进行挖掘整理而形成的"木、火、土、金、水"五行五象系列外治疗法的专著。

  随着中医药事业的蓬勃发展和中医医疗机构对中医适宜技术的广泛推广，中医外治疗法正在各大医疗机构如火如荼地开展。但是，中医外治疗法在不同医疗机构的运用尚未形成规范，也未能在行业内取得良好的共识。我们团队从事"脾胃病"中医外治疗法实践与研究近20年，临床上广泛运用多种中医外治疗法并取得显著疗效。基于对藏象理论"取象比类"及"五行制化"的认识，我们在中医外治疗法的应用实践中提出"以象补藏"的观点，并创新了"背俞指针疗法""坤土建中疗法"等独特疗法。同时，获得多项国家级、省级中医外治疗法相关课题立项。自2008年以来，团队又在前期认识的基础上，着眼于中医治未病领域的临床实践，对疾病的预测、防治、养生等方面进行了系统的挖掘整理，进一步规范了中医外治疗法的运用，提出"坤土建中三伏疗法""乾土建中三九疗法"，并广泛开展中医外治疗法对不同体质人群的健康干预，对中医外治疗法有了进一步认识和提升，形成了以"藏象互藏""以象补藏"为基本观点的"五行藏象中医外治疗法"。

"五行藏象中医外治疗法"的提出丰富了中医外治疗法的理论技术内涵，不仅对疾病进行"象"属性归类，还将中医外治疗法分为"木、火、土、金、水"五行五象，以达到"以象补藏""内病外治"的目的，这无疑是对中医外治疗法在临床运用上更高层次的归纳总结和创新发展。

我们衷心地希望同行和读者积极为本书提出宝贵的意见和建议，期望听到不同的声音，形成研讨之风。

谢　胜
2019 年 1 月

目 录

五行
藏象
中医外治疗法

上篇

五行藏象理论下的『以象补藏』

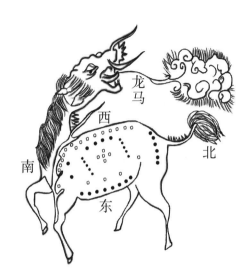

第一章　藏象学说的象思维

一、藏　臧

戕：会意字。从戈，从爿。戈，古代用以横击、钩杀的重要武器。爿（pán）：劈开的竹木片。本义：残杀、杀害。臣：象形字。甲骨文字形像一只竖立的眼睛。人在低头时，眼睛即处于竖立的位置，字形正表示了俯首屈从之意。本义：男性奴隶。戕加臣则为臧，臧有"善"义，臣仆善事其主，善护其藏；有"成"义，成功攘寇戕国；更有"藏"义，隐藏自己之意，后人乃加"艹"而作"藏"。藏，《说文解字》解释为"藏，匿也"，即藏是指隐藏于事物之中的内核，"五脏者，藏精气而不泻也"。同时，"藏"通"脏"，即维持人体生命活动的组织器官，指的是人体的脏器。中医学中，五脏指心、肝、脾、肺、肾。

二、象　象

象，《说文解字》中解释为"南越大兽"，即动物。在无文字的远古时期，"象"代表着符号信息、一种图形表达，后来筮术和文字也倚"象"而起。"象"为图形符号时，表达了自然界、人物、动物、物体的形态、样子。《易传》中说："象也者，像也。"象，也同样包含着人像、图像、虚像、实像等。无论是客观存在的象，还是主观象的思维意识表达，都能够通过个体感觉，包括视觉、听觉、触觉、嗅觉、味

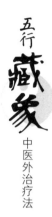

觉、运动觉、内脏感觉等，形成记忆、成像，经过更高级复杂的认识和思维加工，结合人的经验基础进行取象比类的全息时空诠释，这样的"象"，包括人的面象、舌象、体象、脉象、声象，自然界的天象、气象、物象，社会生活和精神生活中的景象、世象、心象、意象，以及思维领域的卦象、道象等，这些象与象之间的联系与感应，也回归于"天－地－人"系统中。

古代先人以"四象"为基础，建立了天文学知识构架，所谓"四象"，就是古人把东、西、南、北四方每一方的七宿想象成四种动物形象，即东方青龙、西方白虎、南方朱雀、北方玄武，《易传》中称四象为少阳、老阳、少阴、老阴，《易传》四象与星宿四象相互融合，东方七宿就如同春天及初夏夜空飞舞的巨龙，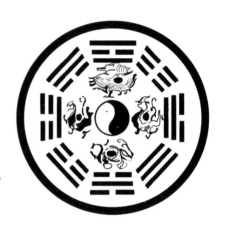所以青龙代表少阳，主春；西方七宿像深秋及初冬的夜空中跃出的猛虎，所以白虎代表少阴，主秋；南方七宿似一只展翅飞翔的朱雀出现在夏天及初秋的夜空，所以朱雀代表老阳，主夏；北方七宿像在寒冬及早春的夜空出现的蛇龟组合，所以玄武代表老阴，主冬。古人们通过观察"四象"更替，掌握气候变化规律，从而指导农业生产。

在商周时期，古人用龟卜之"象"进行占卜预测。选用黄白明润的龟，去其甲，存其墙，占卜时灼龟，龟甲炸裂有声并裂开纹路，通过纹理出现的位置、形状、变化之象进行吉凶断事，从而建立了占卜预测这一法。之后"象"的概念逐渐发展起来，并与具体的事物及事物发展的"形"密切联系，《易传·系辞》曰："引而伸之，触类而长之，则天下之事能毕矣。"这种象思维的形成和运用也发展到了各个领域。

"象"的获得，最常见的就是取象比类的方法，观察事物的形态、征象，细究事物的功用、效能，通过比喻、象征、联想、推类等思维方式，探究事物及其内部规律，而事物的象结论能在时空系统中与其他事物的象相互联系及作用，这种象思维，是客观事物和现象的存在与欲知事物和现象联系的一种方式。此分三种：第一，客观事物的外在表现，人脑直接观察、感知其形象而得，比如颜色、气味、味道、形状、质地等；第二，是符号性的加工过程，即用符号衍射客观事物存在，比如八卦之象、象形文字等；第三，更全方位的时空相推演之象，阴阳、五行、气运等，是天－地－人系统的联系与诠释。除此之外，还有一种，是体悟，类似回归于纯的状态去体觉原象，超越了常规思维，有只能意会不能言传之意，其不能言传的结果，就是这里所说的象，言"道"，体现了原象背后的大智慧和大境界，是冥冥之中的相互关联。"道"的体会，不可离开气的流转，将气的运行加以运用的有道家的内丹修炼，有了超于常人的对气的感应，就容易感应到超于目前科学解释的"象"。

象思维最早见于《周易·系辞下》曰："古者包羲氏之王天下也，仰则观象于天，俯则观法于地，观鸟兽之文与地之宜，近取诸身，远取诸物，于是始作八卦，以通神明之德，以类万物之情。"中国古人通过观察万物，感受自然，从中感悟物质间的微妙交合，通过不断的观察和总结，形成了中国文化中特有的认知规律。

中医根据《周易》象思维建立了天人合一的"象"医学模型。"天"和"人"可以相互感应，生命活动表现于外的"象"，与自然万象应时变化之"象"是互通的。《吕氏春秋·有始览》曰："类固相召，气同则合，声比则应。"指出同一类事物之间在气的中介作用下可发生相互联系。《管子·白心篇》云："同则相从，异则相距。"所以古人以"取象比类"的思维模式来探索人类生命运动与自然界万事万物之间的一般规律及相互关系。《乾卦·文言传》中有言"同气相求"，所谓

"同气"就是通过对事物进行"取象比类"的定量定性分析和推演，将事物确定为同一类属，在此作用下，事物"各从其类"而形成"物以类聚，人以群分"的状态，事物之间也因"同气"而具有"相感、相召、相符"等"相求"的联系。

《黄帝内经》构筑了庞大的藏象体系，确立了"以象测藏"的方法论，藏象理论正是基于"司外揣内，见微知著"的思维方法，研究人体脏腑解剖形态、生理功能、病理变化及其整体相互联系的学说。藏象理论在中医学中正是通过"象"的表现来抓住"脏"的实质变化规律，以五脏为中心的整体观及五脏系统与自然"天人相应"的统一观将藏象同自然融合于内外相应的整体模式中，从而指导临床实践。

而作为藏象学说核心思想的"阴阳论"和"五行学说"将人的征象（生理病理表现）通过取象比类和推演络绎的方法，与各种事物（自然及社会）紧密联系。"五脏之象，可以类推"，在《素问·金匮真言论》中提到："东方青色，入通于肝，开窍于目，藏精于肝，其病发惊骇，其味酸，其类草木，其畜鸡，其谷麦，其应四时，上为岁星，是以春气在头也，其音角，其数八，是以知病之在筋也，其臭臊。南方赤色，入通于心，开窍于耳，藏精于心，故病在五脏，其味苦，其类火，其畜羊，其谷黍，其应四时，上为荧惑星，是以知病之在脉也，其音徵，其数七，其臭焦。中央黄色，入通于脾，开窍于口，藏精于脾，故病在舌本，其味甘，其类土，其畜牛，其谷稷，其应四时，上为镇星，是以知病之在肉也，其音宫，其数五，其臭香。西方白色，入通于肺，开窍于鼻，藏精于肺，故病在背，其味辛，其类金，其畜马，其谷稻，其应四时，上为太白星，是以知病之在皮毛也，其音商，其数九，其臭腥。北方黑色，入通于肾，开窍于二阴，藏精于肾，故病在溪，其味咸，其类水，其畜彘，其谷豆，其应四时，上为辰星，是以知病之在骨也，其音羽，其数六，其臭腐。"

其通过"比拟"及"类推"，提出"人以天地之气生，四时之法成"的生命功能结构模型，从气象、自然界生物情状推论到与人体脏腑、情志、生理、病理及药理相互作用与影响。其五行藏象模式将五气、五色、五音、五味等自然万物及五脏、五体、五志、五声等人体系统与五方、五位联系为统一的整体。所以自然界的事物与人体五脏因同类可相互感应并相互作用（表1-1）。

表1-1　五行与五脏、五体等的对应关系

五行	五脏	五体	五官	五华	五液	五神	五志	五脉	五声	五动	五味	五色	五音	五臭	五季	五气	五方	五星
木	肝	筋	目	爪	泪	魂	怒	弦	呼	握	酸	青	角	臊	春	风	东	岁
火	心	脉	舌	面	汗	神	喜	钩	笑	忧	苦	赤	徵	焦	夏	火	南	荧惑
土	脾	肉	口	唇	涎	意	思	代	歌	哕	甘	黄	宫	香	长夏	湿	中	镇
金	肺	皮	鼻	毛	涕	魄	忧	毛	哭	咳	辛	白	商	腥	秋	燥	西	太白
水	肾	骨	耳	发	唾	志	恐	石	呻	栗	咸	黑	羽	腐	冬	寒	北	辰

第二章 "以象补藏"的"五行藏象中医外治疗法"

"五行藏象中医外治疗法"就是运用取象比类思维及五行互藏理论，对中医非药物疗法的五行"象"属性加以抽象概括，在此基础上进行分类整理而形成的一系列疗法。如：灸疗法五行属火，砭石疗法、蜡疗、针刺疗法、刺络放血疗法属金，古琴音韵疗法、导引术、足浴疗法属水等。

张介宾《类经图翼》云："人皆知五元为五，而不知五者之中，五五二十五，而复有互藏之妙焉。"即所谓"五行互藏"。"五行互藏"指五行的任何一行中又皆有五行可分，是五行学说的发展与延伸，基于此，我们认为一种非药物疗法五行"象"属性的界定关键在于其最终产生的效用，而影响这一"最终效用"的因素诸多，包括：器具材质、介质、施治时间、定位经络、穴位或部位等，如：足浴疗法五行属水，若使用的介质为姜，于寅至辰时施治，则具备"少阳开机"之功，故五行属水中木；若使用醋，则叠加了"阳明阖机"之用，增强肺肾收纳之力，故为水中金。又如：灸法五行属火，隔姜、隔附子饼、隔盐、隔蒜泥或灸百会穴、督脉及膀胱经、神阙穴、涌泉穴等，其功效不同，五行属性也不尽相同。《素问·金匮真言论》云："东风生于春，病在肝，俞在颈项；南风生于夏，病在心，俞在胸胁；西风生于秋，病在肺，俞在肩背；北风生于冬，病在肾，俞在腰股；中央为土，病在脾，俞在脊。"俞在脊的脾，一而贯之，联系其余四脏，统摄整个脊柱相关疾病，故背俞指针疗法的五行象属性归为土；坤土建中疗法也因其所选取之土的自然五方属性不同、温度与湿度有异而五行象属性不完全相同。正基于对五行互藏理论的认识与延伸，中医非药物疗法被赋予了更深刻的内涵，在实际临床应用中操作方法灵活多样、适用范围广且疗效显著。

基于对藏象理论"取象比类"及"五行制化"的认识，我们在中医非药物疗法的应用实践中提出"以象补藏"的观点，即应用《黄帝内经》五运六气理论对先天体质格局与后天气运叠加形成的体质状态之象进行"五行十态"体质分型，辅之以舌象、面象、脉象等四诊合参，定位失衡之脏并评估其阴阳偏颇的程度，依据"五行之人应五象疗法"的原则，选取单一或联合应用后综合疗效具有补益其失衡之象的治疗方案，达到"以象补藏"和五脏防治疾病之目的。如坤土建中疗法，选取自然五方之土作用于脾主之大腹，自然之土与人体之脾土皆有承载、化生之用，因"同气"而相感、相召、相符、相求，故针对不同体质状态人群的五行偏颇程度，选取具有补益中气作用的自然五方之土"以象补藏"，可以达到"以土调枢""以土补土"的作用。又如周易象数系列疗法，将易卦、阴阳、五行、五脏、经络特性以"象"相系，通过"取象比类"将《周易》先天八卦的数与人体脏腑经络的易卦属性相结合，通过象数的组合处方调整脏腑经络的功能失衡。

第三章　象及其五行

　　"象"不仅包括自然界的天象、气象、物象，还包括了中医里帮助诊断的面象、脉象等，更有社会、精神世界的韵律、梦境之象和更深思维空间的卦象、数等。这些"象"内含五行并对应着不同的脏腑和针对不同现象，了解它能够很好地将之运用于"以象测藏""以象补藏"中。

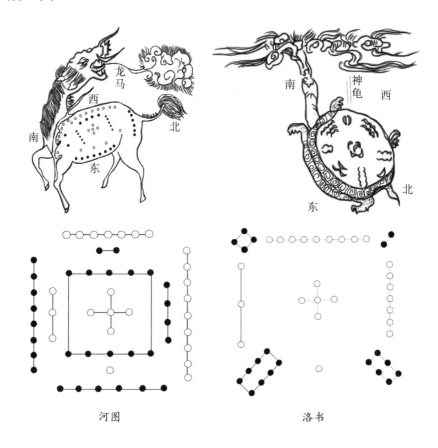

河图　　　　　　　　洛书

一、河图洛书用数与象

河图和洛书是自古流传下来的神秘图案，《易·系辞上》云："河出图，洛出书，圣人则之。"传说伏羲氏时，有龙马从黄河出现，背负"河图"，伏羲据"图"以成八卦。后有神龟从洛水出现，背负"洛书"献给大禹。

1. 河图

（1）河图简介

"天一生水，地六成之；地二生火，天七成之；天三生木，地八成之；地四生金，天九成之；天五生土，地十成之。"一、三、五、七、九为天数、为阳，二、四、六、八、十为地数、为阴。邹学熹在《中国医易学》中写道，水星每天子时、巳时见于北方，每月初一、初六、十一、十六、廿一、廿六，日月会水星于北方，每年十一月、一月、六月夕见于北方，即"天一生水，地六成之"；火星每天丑时、午时见于南方，每月初二、初七、十二、十七、廿二、廿七，日月会火星于南方，每年十二月、二月、七月夕见于南方，即"地二生火，天七成之"；木星每天寅时、未时见于东方，每月初三、初八、十三、十八、廿三、廿八，日月会木星于东方，每年三月、八月夕见于东方，即"天三生木，地八成之"；金星每天卯时、申时见于西方，每月初四、初九、十四、十九、廿四、廿九，日月会金星于西方，每年四月、九月夕见于西方，即"地四生金，天九成之"；土星每天辰时和酉时见于中央，每月初五、初十、十五、廿、廿五、三十，日月会土星于中宫，每年五月、十月夕见于天中，即"天五生土，地十成之"。在天为气，在地成形；形气相感，斗转星移，五行相互作用使万物芸芸，生生不息。河图体现了东、南、西、北、中，春、夏、秋、冬、长夏与五行的相互联系。

蔡邕《月令章句》云："东方有木三土五，故数八；南方有火二土

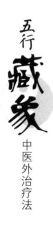
五，故数七；西方有金四土五，故数九；北方有水一土五，故数六。"
五为河图之母数，成数赖之以生。一与六共宗居北方，二与七为朋居
南方，三与八为友居东方，四与九同道居西方，五与十相守，居中央。
阳数9、7、3、1逆旋，阴数2、4、6、8顺行，形成太极，正面运行轨
迹为5，负面运行轨迹为2，5与2为立体的两极，河图亦为立体结构，
河图构建的时空象数模型体现了天道、地道的统一并无限循环。

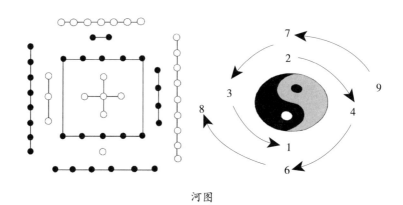

河图

（2）河图运用

河图之数也运用在生活中，如中国现存最早的私人藏书楼"天一
阁"之名，即用汉·郑玄《易经注》"天一生水，地六成之"之理。藏
书最怕火灾，天一生水，从天而下，"以水制火"永保藏书安全，阁楼
下有一水池，能与城中之月湖相通，池水终年不竭，也利于失火抢救。

《素问·金匮真言论》曰："东方青色，入通于肝……其数八……
南方赤色，入通于心……其数七……中央黄色，入通于脾……其数
五……西方白色，入通于肺……其数九……北方黑色，入通于肾……
其数六。"五脏为成物，所以用成数之"八、七、五、九、六"；在数
的运用上，一、六属北之寒水，有滋阴降火之功；二、七属南方之炎
火，有温阳祛寒之用；三、八属东方之风木，具条达升发之性；四、
九属西方之燥金，有肃降敛阳之效；五、十属中央之厚土，有固护中
焦、化生万物之德。

2.洛书

（1）洛书简介

洛书展示的是八卦方位，"戴九履一，左三右七，二四为肩，六八为足，五居中宫，总御得失"。洛书之数，分列四方四隅，一、三、七、九为阳数，分别位于北、东、西、南四正位，二、四、六、八为阴数，分别位于西南、东南、西北、东北四隅方，五居中央，与纵、横、斜线上3个数之和都为15。这与《易纬》中"阳以七、阴以八为象。易一阴一阳，合而为十五之谓道"的平衡适中思想不谋而合。《素问》曰："谨察阴阳所在而调之，以平为期。"阴平阳秘，人才处于健康状况，阴阳失衡，疾病由生，阴阳离决，人将终矣。所以，15亦是阴阳平衡之数。洛书为九宫，配以八卦及数，1坎、2坤、3震、4巽、5中宫、6乾、7兑、8艮、9离。也配以四立二分二至，艮为立春、震为春分、巽为立夏、离为夏至、坤为立秋、兑为秋分、乾为立冬、坎为冬至。

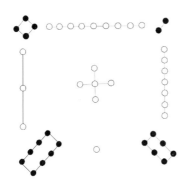

4巽宫 立夏	9离宫 夏至	2坤宫 立秋
3震宫 春分	5中宫	7兑宫 秋分
8艮宫 立春	1坎宫 冬至	6乾宫 立冬

洛书

（2）洛书运用

八卦、九宫、八方、八节投射到腹部，中宫5为神阙，上下界为巨阙、中极、左右界为大横。腹部分为九宫，中脘对应离卦，数9，离也对应着心、脉、头、喉、颈、脊椎、目；关元对应坎，数1，坎也对应着任脉下端、会阴、肾、膀胱、骨、肩背脊筋、耳等；刺中脘和关元，有交通任督，使水火既济之功。左震卦，数 3，也对应着肝、筋、躯体左侧、带脉，为足；右兑卦，数 7，也对应着肺、皮肤、躯体右侧、带脉、口；天枢定位震兑二卦，刺之，能贯三焦气血，平衡金木升降。2、4 为肩，巽卦，数 4，对应着胆、左手、左肩，为股等；坤卦，数 2，对应着脾、右手、右肩、肌肉，为腹等；6、8 为足，艮卦，数 8，对应着胃、左足、左腿，为手等；乾卦，数 6，对应大肠、右足、右腿，为首等。治疗相关脏腑疾病或在某季节发病，可针刺或者点按对应卦内腧穴并配合传统取穴进行补泻。巽卦、离卦、坤卦为天部，刺天不过五分；震卦、中宫、兑卦为人部，刺人不过十分；艮卦、坎卦、乾卦为地部，刺地不过十五分；再结合病情、体质、年龄、所处季节等再分浅、中、深。

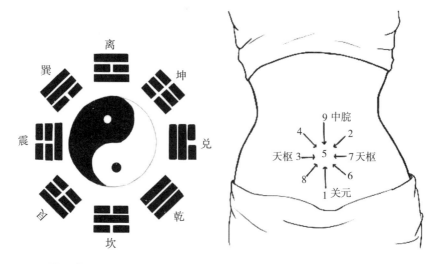

另外，《灵枢·九针论》中说："左足应立春，其日戊寅、己丑；左胁应春分，其日乙卯；左手应立夏，其日戊辰、己巳；膺、喉、首、头应夏至，其日丙午；右手应立秋，其日戊申己未；右胁应秋分，其日辛酉；右足应立冬，其日戊戌己亥；腰尻下窍应冬至，其日壬子；六腑、膈下三脏应中州，其大禁，大禁太一所在之日及诸戊己。凡此九者，善候八正所在之处。所主左右上下身体有痈肿者，欲治之，无以其所直之日溃治之，是谓天忌日也。"

人体的部位与九宫八卦的相互对应，也与八方当令节气、天干地支联系起来，这就提出了"天忌日"——"身体有痈肿者，欲治之，无以其所直之日溃治之"，当令之气不可犯，这也为我们的处方用药及外治选择药物、穴位，特别是施治时间提供了依据。

河图、洛书用数、象（圆的黑白两色）来反映时间、空间方位、阴阳气的多寡，对应于人体脏腑、肢节，同时还将气的升降出入规律寓于其中，对中医藏象学说及后世对脏腑气机升降、中气、脾胃中枢等认识的形成有重要意义。

二、八卦应象

《周易·系辞上》中云："易有太极，是生两仪，两仪生四象，四象生八卦。"

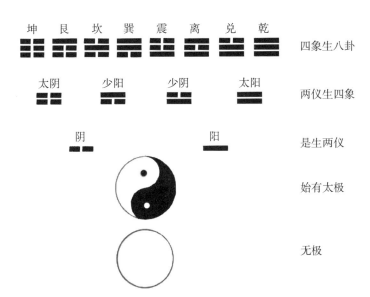

1. 太极

太极就是天地未开时混沌的状态，气、形、质浑为一体，清浊不分，阴就是阳，阳就是阴，阴阳处在融合如一的状态，也代表着事物的原始状态、最初点，中医里说的元气、元阴、元阳等概念；太极是宇宙的本原，是万事万物、天地人的统一体，在这个太极中，万事万物以动态有序、相对平衡的状态运动及相互作用，而终统一于太极中。它也代表着"元"，太极又有"零"的含义，即"无"，这正是《老子》所谓的"有生于无"。

2. 两仪

太极运动产生阴阳二气，气之轻清者上浮而为天，气之重浊者沉降而为地。所以太极"一分为二"，一半阳，一半阴，一阴一阳便为"两仪"。阳爻用—表示，阴爻用 -- 表示，正如《周易·系辞上》曰："一阴一阳之谓道。"阴阳不可分割。

太极图是根据对太阳年运动变化观测而得。冬至到夏至，视为阳，夏至到冬至，视为阴。太极图就是"阴阳鱼太极图"，太极阴阳鱼，白鱼在左，头在上，属阳，黑鱼在右，头在下，属阴，以反"S"形相互环抱，寓意着阴阳互生互用、相互消长。白鱼里有一黑色鱼眼，黑鱼中有一白色鱼眼，阴中有阳，阳中有阴，阳极之时，阴藏于阳而根于阳，阴极之时，阳藏于阴而根于阴。太极不是静止的平面图像，而是一个动态的旋转的空间，这种旋转，将无限大的宇宙空间统一到了无限的阴阳极点中，宇宙就成了万物合一的统一体。

3. 四象

"两仪生四象"，"阴"和"阳"中互有阴阳，即从阴和阳中分出"四象"："阳"中产生了"阳中之阳"——太阳、"阳中之阴"——少阴；"阴"中产生了"阴中之阴"——太阴和"阴中之阳"——少阳。太阳、少阴、太阴、少阳统称"四象"。

4. 八卦

在四象的基础上阴阳力量再相互作用，又生成了新的阴阳组合。即所谓"四象生八卦"，太阳分为太阳之阳——"乾☰"和太阳之阴——"兑☱"。少阴分为少阴之阳——"离☲"和少阴之阴——"震

"。少阳分为少阳之阳——"巽☴"和少阳之阴——"坎☵"。太阴分为太阴之阳——"艮☶"和太阴之阴——"坤☷"。

"卦"者挂也，"县（悬）象著明莫大乎日月"。"卦"字由古人观测计时仪器"土圭"而来，所以"卦"仍与观测"日月"这两个"象"有关。八卦各有三爻，分别代表天、地、人三才。天部，表示天体运行和气象变化；地部根据天部变化规律，用地之理了解生、长、化、收、藏过程。人部将天文、地理和人事结合，探其理并运用于生产生活中。八卦"乾、坤、震、巽、坎、离、艮、兑"分立八方，象征"天、地、雷、风、水、火、山、泽"八种事物与自然现象，象征世界的变化与循环，分类方法如同五行，世间万物皆可分类归至八卦之中。

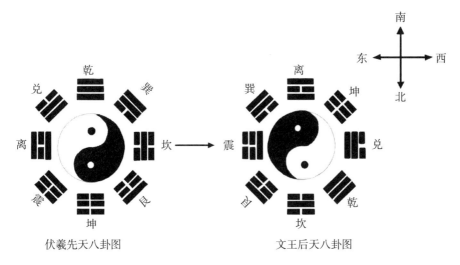

伏羲先天八卦图　　　　　文王后天八卦图

河图演化为先天八卦，洛书演化为后天八卦。先天八卦的卦序为：一乾、二兑、三离、四震、五巽、六坎、七艮、八坤。《周易·说卦传》曰："天地定位，山泽通气，雷风相薄，水火不相射，八卦相错，数往者顺，知来者逆，是故《易》逆数也。"后天八卦的卦序为：坎一、坤二、震三、巽四，五为中宫，乾六、兑七、艮八、离九。"先天八卦为体、后天八卦为用"，所谓"体"，即是"根本"，先天是"体"，是源，是道，是大原则。所谓"用"，即是因之以为"用"的"原则"，是所遵循的"法则"。数以先天为主，后天事用以后天八卦为主。

5. 八卦之象

乾☰：乾为金，性刚健，为阳之首。元气为一身阳气之根，运行不息，天行之健，助肾摄纳，则清气入肺而有根，宗气不涣散，出喉而呼吸得行，注脉则气血得运；元气助脾胃之轴枢，水谷精微得化，剽悍于脉外为卫阳，阴润而荣血脉为营阴；元阳之气鼓动不绝，则水谷精微化生不尽，胸之宗气培补不止，人之阳气生化无穷；故元气之八卦配属为乾。大肠向下传化糟粕，以通降为用，无糟粕之化则无清阳之行，故大肠亦属乾金之性。乾在经通手阳明，通阳气汇聚之督脉。乾在体为头、首、胸、右腿（九宫位）、右少腹、男性生殖器等。

兑☱：兑亦为金，二阳居下，一阴位上。次于乾，偶为阴，与脏相应，主燥气。肺居胸中，谓五脏之华盖。肺气清肃，则周身之气莫不服从而顺行，肺之肃降承五脏气运之轮，故肺为金性，通乾之气而取兑之位也。主宣发与肃降，朝百脉主治节。肺主诸气司呼吸，能纳胃中水谷之气，化为宗气，以养诸经之阳，治节诸身气运，既助肝行气又制肝木之亢，令气行而不滞，动而无妄；通调水道，布施水津，以养诸经之阴，生肾水，乃金生水，为天一之性也。肺之常赖阴阳和合而用，阳居下，阳气上升以交天一之阴，阴降阳升，阴阳交合则水暖而气润，金生肾水，故肾水不寒，肺金气润，则肝木不亢。金之性，源于坤土，因土生之，得艮土中阳暖之气，与阴气相合，以温肾水；得坤土中阴润之气，与阳气相交，以制肝木。兑，其性悦，故肺以悦为顺。兑以秋季旺四季末相，与肺金合，在经通手太阴，在体为口、咽、右胁（九宫位）、右臂、右颊、肛门等。

离☲：离为火，为君火，二阳居外，一阴居中，阳包阴之象。心属火，主血脉而藏神，以阳动为用，外阳而内阴，是离之象也。心以火为生气之源，荣运诸身之气血，血荣则气旺，火势不衰，动力不竭；气旺则血荣，血行周身而不枯。但心以火盛，二阳一阴，阳性妄动则易耗阴血，故心火易亢，心血易亏。自救不暇，故需引外助。离与坎相反而相成，分则为二，合则为一，阴阳和合，既而无病。人身五脏居上位之心火，当引下位坎肾之水以濡之，取水火既济之意，使心火不过旺，肾水不过寒。心火之降赖肺金之清肃，以达肾水；肾水之升，依肝木之条达，而濡心火。艮坤之土居中，离坎之交泰，需土为媒，中轴健运，金降木升，水火遂济。故心火之用当交以肾水，合以脾土。否则火性炎上，水曰润下，未济之象，心之离火愈炽，阴血愈涸矣。心与小肠相表里，同居离位。离，其性依附，言阳火需依阴水而成。离在经通手少阴、手太阳、手厥阴、手少阳，在体为目、头面、额头。

震☳：震为木，为风木，二阴一阳。肝属木，藏血而主疏泄，体阴而用阳，得震之气。震，动也，故肝以条达之性而为生机，肝动常，疏泄宜，阴阳调和，气血顺达，则和关无病。然肝动不宜过，肝动一过，则身体大害，震动躁急，风气盛行，周身振振大动，则诸经之阴气为所泄，神魂不守，肢体动摇矣。肝又不宜滞，倘阴重而阳郁，诸机不调，气滞而不行，阴阻阳结，则诸脏因循废事，土壅火衰，一身阴寒瘀阻。遂肝阴宜濡而不凝，肝阳宜达而不逆，宜守肝木阴阳之平。肝居震位，居东方，应春之气，当应春之温濡之性，既温又不燥热，既润又不冷寒，日暖而水润，则万木苗壮矣。故肝需舒其郁，平其躁，和合条达，以象春气，乃不致动而多躁，缓而失运也。震，二阴于上，一阳居下，故肝阴不足，则肝阳最易浮而不敛、震动不收。故应以坎水滋肝之阴而平阳亢，谐阳动之性，令其暖心疏土，条达诸气，升肺金肃降之气，以为生发之机。震在经为足厥阴，在体为足、左臂、左胁、左颊等。

巽☴：巽亦为木，次于震，二阳居上，一阴位下，为风火相助之象。胆附于肝下，为中正之官，藏胆汁而泄。肝胆相依而生，肝胆相照，肝木之疏泄，关胆之疏泄，肝常则胆不滞，胆常则肝之疏泄亦有所助。故胆易卦属巽，与震相通为用。巽二阳居上，火热之势盛，故

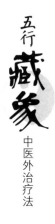

胆火最易炎上，而成口苦、躁烦之征，究其因为阳郁不伸而成火逆之势。胆之用当以通为用，腑之用也；胆之阴为所藏之精汁，脏之功，奇恒之说是也。阴主藏而阳主泄，藏为泄用，泄后方可藏，究其本，胆以泄为常。其借肝木之风助胆之势，而行通之用。胆者，中正之官，决断出焉。胆阳气宜旺不宜亏，胆气不足，则易优柔寡断，甚盗子之气，心胆俱虚，时时惊悸惕惕。巽，其性渗入。故胆依巽象，阳伸而不亢，以为用。巽在经主足少阳，巽在体为股，为人体之半表半里、左肩（九宫位）、左胸、左太阳穴。

坎☵：坎为水，二阴抱阳，阴中蕴阳之象。肾属水，育阴而含阳，象乎坎。二阴为坤之本，一阳自乾卦而来，谓之龙火、真火，称命门也；不论左肾右命门说，抑或两肾间动气之命门说，皆言阴中火之至要性。此火因肾水而生，又可反滋肾水，故肾之水火相互济生，互根互用。此为引阳补阴，引阴补阳之法则出处，金匮肾气组方之意也。坎，其性陷，遂真阳当潜方为用。若肾之阳不足，则火失根，飞越于上，而得亢龙之象，有悔矣，虚阳外越因此而成。若肾阴亏，阴不敛阳，亦可现亢龙之势。寒一分则龙火腾，热一分则龙亦不潜。故肾水当寒温调和，而水中之龙火方可安然，否则大害矣。肾阴多而阳少，故常见肾寒而阳不足。肾水火调和，当与心之离火相既济，使肾水温而真火得蕴。心肾之交，当倚脾胃之枢利，肝肺之轮常，方可天地合泰。膀胱与肾相表里，故膀胱与肾同居于坎位。坎在经为足少阴、足太阳，在体为耳、骨、双足、前后二阴、下颌等。

艮☶：艮为土，为阳土，喜润而恶燥。胃属土，为脾之阳腑，与艮气合，通于坤气而次于坤。胃为阳土，一阳而二阴，故胃以降为顺。一阳可助脾之升清，布散精气于肺。二阴可助胃之通降，浊气降，则糟粕传于肠，受纳腐熟之功方常。若阳气亢盛，气逆于上，则可令胃气上逆，嗳气、反酸则常可见。阴降不及，则传导失责，便难、胀满蜂拥而至。可见胃当阴阳平顺，通降调畅，方可全其能。然艮一阳居上，二阴位下，常易致胃气上逆为病，故呕逆、嗳气常为可见。艮土之降，当以脾气之升之健相谐，因脾胃以膜相连，相依而生，脾运赖胃之通，胃之通降亦需脾之健运。脾运化有常，则脾升胃不逆，胃降浊阴，则清阳可升，两者相因为用，共组升降之枢纽。艮似山有止之意，在经为足阳明经，在体为手、左腿（九宫位）、左少腹、左颧及脚趾、乳房、鼻、背、关节等肢体突出部位。

坤☷：坤为土，土爱稼穑，为地，为万物之母。脾属土，气血生化之主源，坤德也。五脏之运，源于土之健运；五脏之能，源于脾土资生之能；五脏之造化，源于脾土之造化，五脏以脾为母脏也。坤为三阴之象，然阴中育阳之意。脾土以健运为常，为阴动之脏，动而现阳之性。脾气健运，则水谷可化为精微，精微可被转化为精，其与津液上输于肺，转而布散四旁；通输于胃，为胃行其津液，则胃润而降，水谷可再纳；下输精浊于肠腑、膀胱，则精微再化，浊液从二阴而出。故脾之升降健运为脏腑之机。然坤为三阴，最易阴重而寒生，为阳运不及也，气滞满闷、飧泄肢冷，皆为常见。故脾之病以阳病常见，当用以温化，不可予阴滞之品，复伤阳气。其亦为火最能生土之因也，此亦脾喜燥之因。故脾贵乎健，贵乎温。坤性柔顺，以健运为用。坤在经为足太阴，通阴经所汇聚之任脉。坤在体为腹、右肩（九宫位）、右胸、右太阳穴、肌肉、女性胞宫等。

6. 六十四卦

《史记·周本纪》记载，文王"其囚羑里，盖益易之八卦为六十四卦"。六十四卦是八卦的64种组合（见表3-1），每卦都有着不同的哲学解读，以象推及不同的现象、情境、法则等，每卦都有六爻和对应的爻辞，每一爻对应着不同的状态。在中医中，每个卦、每个爻，也代表着不同的疾病状态、病因病机、疾病转归等，提示治疗方法、施治时间、治愈程度等，这里就不赘述。

表3-1　六十四卦分宫卦象次序

八宫	八纯卦	初爻变	二爻变	三爻变	四爻变	五爻变	游魂卦	归魂卦
乾宫	乾为天	天风姤	天山遁	天地否	风地观	山地剥	火地晋	火天大有
坎宫	坎为水	水泽节	水雷屯	水火既济	泽火革	雷火丰	地火明夷	地水师
艮宫	艮为山	山火贲	山天大畜	山泽损	火泽睽	天泽履	风泽中孚	风山渐
震宫	震为雷	雷地豫	雷水解	雷风恒	地风升	水风井	泽风大过	泽雷随
巽宫	巽为风	风天小畜	风火家人	风雷益	天雷无妄	火雷噬嗑	山雷颐	山风蛊
离宫	离为火	火山旅	火风鼎	火水未济	山水蒙	风水涣	天水讼	天火同人
坤宫	坤为地	地雷复	地泽临	地天泰	雷天大壮	泽天夬	水天需	水地比
兑宫	兑为泽	泽水困	泽地萃	泽山咸	水山蹇	地山谦	雷山小过	雷泽归妹

三、气候之象

气候是冷、热、干、湿等物理大气特征的长期平均状态，具有稳定性。人生活在自然中，人的生命活动必须顺应自然条件的变化才能够健康有序地进行。古人很早就将温度、湿度、风速、气压等气象因素产生气候特征归纳为风、火、暑、湿、燥、寒，代表着常年的气候特点，"燥胜则地干，暑胜则地热，风胜则地动，湿胜则地泥，寒胜则地裂，火胜则地固矣"，从而影响着万物的生、长、化、收、藏。并且，古人根据时令季节的气候变化，指导着生产和生活。

中医的五气指的是风、火、湿、燥、寒，日、月、星辰运动变化的结果产生了五季的轮替和五气的运行，从而产生了五气气候变化特点。《素问·五运行大论》言："东方生风，风生木……南方生热，热生火……中央生湿，湿生土……西方生燥，燥生金……北方生寒，寒生水。"风属木、应春，火属火、应夏，湿属土、应长夏，燥属金、应秋，寒属水、应冬。《素问·四时刺逆从论》中说："春者，天气始开，地气始泄，冻解冰释，水行经通，故人气在脉。夏者，经满气溢，入孙络受血，皮肤充实。长夏者，经络皆盛，内溢肌中。秋者，天气始收，腠理闭塞，皮肤引急。冬者，盖藏血气在中，内着骨髓，通于五脏。"四时的变化，影响着人体的气血运行变化，人体会表现出不同的气血运行状态。

六气太过或不及都被称为"六淫"，《素问·阴阳应象大论》中说："风胜则动，热胜则肿，燥胜则干，寒胜则浮，湿胜则濡泻。"风气过胜，就容易出现眩晕、抽搐、震颤、挛急等；阳热入于肌肤腠理，郁聚而致气血壅塞，腐蚀血肉，出现痈肿疮疡，表现出红肿热痛；燥邪伤津，太过则出现口舌、皮肤干燥、便秘溲少等少津的症状；寒胜则束闭肌表，阳气不运，聚水而成虚浮；湿胜伤脾出现大便溏泻。疾病的发生与气候关系密切，反过来，气候也能对疾病的向愈起到积极的促进作用。

中医学"天人相应"理论认为人体的功能随着时空不断变化，气象因素是"天人相应"的重要媒介之一。人体红外热像是"天人相应"的重要观察窗口，其看似缺点的易变性正是人体功能变化的客观反映。以下是同一患者在2011年11月16日～2011年12月3日期间于每日上午巳时进行经络红外热像检测，由背景颜色可粗略辨认检测当日温度情况，背景色淡提示当日温度较高，色深提示温度低。不同温度影

23

响督脉红外轨迹的显现及导致局部经络出现郁滞现象，也符合《黄帝内经》"寒则收引，助于封藏"的观点（见彩插1）。

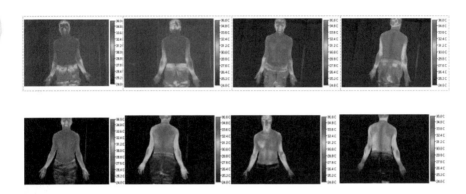

中医认为，寒为阴邪，易伤阳气，寒性凝滞，寒性收引。寒伤阳气，寒在腠理，恶寒发热；寒气中里，其人畏寒肢冷，下利清谷；寒性凝滞，经脉不通，气滞血瘀，"不通则痛"；寒性收引，牵引作痛。当环境温度升高，及当有热的能量影响后，能够鼓动气血运行，疏通腠理，调气和血，使经脉通，气机畅，温暖机体，从而改善"寒"的状态。所以，我们可以用一种太过或不及的气去调整人体太过或不及的象，即所谓的"以偏纠偏"，也是一种"象"疗法。当然，气候特点不是单因素的气，而是多种气的当下稳定状态，而这种状态必然会对某类体质人群起到积极或者消极的影响。所以我们可以通过调整温度、湿度、风力等因素造出某种稳定的气候环境，针对不同脏腑阴阳偏颇的疾病状态人群进行治疗。

四、时间之象，择时治疗

1. 天干

（1）天干简介

古代纪年历法由天干、地支组成。天干有十，为"甲、乙、丙、丁、戊、己、庚、辛、壬、癸"，地支有十二，为"子、丑、寅、卯、辰、巳、午、未、申、酉、戌、亥"，天干地支揭示着万物生、长、壮、老、已的过程。

天干象天，承载天之道。甲者，言万物剖符甲而出也；乙者，言万物生轧也；丙者，言万物阳道之著明也；丁者，言万物之丁壮也；戊者固也，言阴阳彰露，物已成也；己者止也，言万物阴阳杀将成也；庚者，言阴气庚万物也；辛者，言万物之辛气方生也；壬之为任也，言阴阳任养于壬也；癸之为言揆也，言万物可揆度也。

甲为栋梁之木（阳木），乙为花果之木（阴木），甲乙东方木。丙为太阳之火（阳火），丁为灯烛之火（阴火），丙丁南方火。戊为城墙之土（阳土），己为田园之土（阴土），戊己中央土。庚为斧钺之金（阳金），辛为首饰之金（阴金），庚辛西方金。壬为江河之水（阳水），癸为雨露之水（阴水），壬癸北方水。甲己合土，乙庚合金，丙辛合水，丁壬合木，戊癸合火。

（2）天干于人体之象

甲为头、胆、神经；乙为肝、项、肩；丙为肩、小肠、额；丁为心、舌、齿、血液；戊为胃、肋胁；己为脾、腹；庚为气管、支气管、喉、鼻、大肠、结肠、脐；辛为肺、胸、牙齿、股；壬为膀胱、胫；癸为肾、足、精。

2.地支

（1）地支简介

地支象地，承载地之道。"子"通"孳"，指万物从地下开始生长；"丑"通"纽"，指被绳子捆绑而扭曲；"寅"通"演"，指万物开始生长；"卯"通"冒"，指万物破土而出；"辰"通"伸"，指万物生长舒展；"巳"通"已"，指万物已经长成；"午"通"忤"，指阴阳相交的状态；"未"通"味"，指万物成熟后的味道；"申"同"身"，指万物成熟后的形体；"酉"通"就"，指万物紧缩收敛；"戌"通"灭"，指万

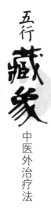

物消亡；"亥"通"核"，指生物存留的种子。

寅为阳木，卯为阴木，寅卯东方木；午为阳火，巳为阴火，巳午南方火；申为阳金，酉为阴金，申酉西方金；子为阳水，亥为阴水，亥子北方水；辰戌为阳土，丑未为阴土。未戌为干土，内藏火，可"脆"金；丑辰为湿土，内藏水，反"晦"火，辰戌丑未四季土。

寅卯辰春三月，三会木局，聚一方木气，为东方，少阳见于寅，壮于卯，衰于辰；巳午未夏三月，三会火局，聚一方火气，为南方，太阳见于巳，壮于午，衰于未；申酉戌秋三月，三会金局，聚一方金气，为西方，少阴见于申，壮于酉，衰于戌；亥子丑冬三月，三会水局，聚一方水气，为北方，太阴见于亥，壮于子，衰于丑。申子辰合水局，亥卯未合木局，寅午戌合火局，巳酉丑合金局。子丑合化土，寅亥合化木，卯戌合化火，辰酉合化金，巳申合化水，午未合化火、化土。

（2）地支于人体之象

子为膀胱、会阴、生殖器官、三焦、耳；丑为脾、肚、腹、肌肉、四肢；寅为胆、手臂、筋、脉、发、神经系统；卯为肝、胸、目、指、爪；辰为胃、肩、胸、背、项、皮肤；巳为心、面、齿、心包络、三焦、咽喉；午为小肠、眼、舌；未为脾、胸、胃、腹、口、唇、齿、脊梁；申为肺、大肠、筋骨、经络；酉为肺、精血、鼻、皮毛；戌为胃、命门、腿足、疮、子宫；亥为肾、心包、头、阴囊、髓、精、尿道。

（3）地支与月份之对应

正月建寅，二月建卯，三月建辰，四月建巳，五月建午，六月建未，七月建申，八月建酉，九月建戌，十月建亥，十一月建子，十二月建丑。

（4）地支与时辰之对应

子时（23时至01时）：夜半，又名子夜、中夜。

丑时（01时至03时）：鸡鸣，又名荒鸡。

寅时（03时至05时）：平旦，又称黎明、早晨、日旦，是夜与日的交替之际。

卯时（05时至07时）：日出，又名日始、破晓、旭日，日出之时。

辰时（07时至09时）：食时，又名早食，古人"朝食"之时。

巳时（09时至11时）：隅中，又名日禺，临近中午之时。

午时（11时至13时）：日中，又名日正、中午等。

未时（13时至15时）：日昳，又名日跌、日央，太阳偏西。

申时（15时至17时）：晡时，又名日晡、夕食。

酉时（17时至19时）：日入，又名日落、日沉、傍晚。

戌时（19时至21时）：黄昏，又名日夕、日暮、日晚。

亥时（21时至23时）：人定，又名定昏，安歇睡眠之时。

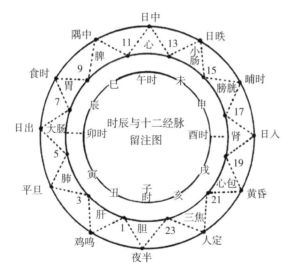

3.六十甲子

（1）六十甲子组合

天干和地支两两依次相配，形成六十个组合，从"甲子"到"癸亥"，一周为六十，称为"六十甲子"，用以纪年、纪月、纪日、纪时。六十年为一个年周期，五年一个月周期，六十天一个日周期，五天一个时周期，"五日一候"即六十个时辰。六十甲子见表3-2。

表3-2 六十甲子

01 甲子	11 甲戌	21 甲申	31 甲午	41 甲辰	51 甲寅
02 乙丑	12 乙亥	22 乙酉	32 乙未	42 乙巳	52 乙卯
03 丙寅	13 丙子	23 丙戌	33 丙申	43 丙午	53 丙辰
04 丁卯	14 丁丑	24 丁亥	34 丁酉	44 丁未	54 丁巳
05 戊辰	15 戊寅	25 戊子	35 戊戌	45 戊申	55 戊午
06 己巳	16 己卯	26 己丑	36 己亥	46 己酉	56 己未
07 庚午	17 庚辰	27 庚寅	37 庚子	47 庚戌	57 庚申
08 辛未	18 辛巳	28 辛卯	38 辛丑	48 辛亥	58 辛酉
09 壬申	19 壬午	29 壬辰	39 壬寅	49 壬子	59 壬戌
10 癸酉	20 癸未	30 癸巳	40 癸卯	50 癸丑	60 癸亥

（2）六十甲子纳音

甲子乙丑海中金，甲午乙未沙中金；丙寅丁卯炉中火，丙申丁酉山下火；戊辰己巳大林木，戊戌己亥平地木；庚午辛未路旁土，庚子辛丑壁上土；壬申癸酉剑锋金，壬寅癸卯金箔金；甲戌乙亥山头火，甲辰乙巳覆灯火；丙子丁丑涧下水，丙午丁未天河水；戊寅己卯城头土，戊申己酉大驿土；庚辰辛巳白蜡金，庚戌辛亥钗钏金；壬午癸未杨柳木，壬子癸丑桑柘木；甲申乙酉泉中水、甲寅乙卯大溪水；丙戌丁亥屋上土，丙辰丁巳沙中土；戊子己丑霹雳火，戊午己未天上火；庚寅辛卯松柏木，庚申辛酉石榴木，壬辰癸巳长流水，壬戌癸亥大海水。

"纳"为接纳，"音"为消息、信息，是古人对天人地空间观察获得的五行的"象"，弥补了天干地支的五行，另外，特别针对了人的性格和特性。《纳音五行图》中将六十甲子纳音分为六格，每格又分阴阳二格，分别为：

古山格（子丑）由海中金、涧下水、霹雳火、壁上土、桑柘木组成。

宇庙格（寅卯）由大溪水、炉中火、城头土、松柏木、金箔金组成。

民农格（辰巳）由覆灯火、田园土、大林木、白蜡金、长流水组成。

郊野格（午未）由沙中金、天河水、天上火、路旁土、杨柳木组成。

营兵格（申酉）由井泉水、山下火、大驿土、石榴木、剑锋金组成。

归藏格（戌亥）由山头火、屋上土、平地木、钗钏金、大海水组成。

比如，民农格中显示的都是五行成就、发展及和平之象，反映出此格的人多精细、内向、管理有序等。中医认为，"木主仁、火主礼、土主信、金主义、水主智"，《素问·阴阳应象大论》说"人有五脏化五气，以生喜怒悲忧恐。"人禀五气而生，内在的五行属性也使人表现出不同的性格和心理特点，性格和心理又使疾病的发生和疾病类型有着一定的倾向性，七情的产生也直接影响着五脏功能：喜伤心，怒伤肝，思伤脾，忧伤肺，恐伤肾。

人禀赋的天干地支和纳音共同决定着人的五行属性，人体出现疾病，都是由于某些五行力量，导致人体原本的阴阳五行力量的相对平衡被打破，使某一种或者某几种五行出现太过或不及而超过了身体的承受能力，五行之气不能处在相对稳定的状态，气机升降不平衡，脏腑阴阳出现偏颇致使疾病的发生，而消长后的五行力量，就是疾病的病机，表现症状是该五行的象，所以通过对相应的"象"的治疗重塑五行的相对平衡，使疾病向愈，这也称为"以象补象"。

5. 二十四节气

地球绕太阳公转，每运动15°为一个单位，将太阳周年运动轨迹划分为24等份，每个等份就为一个节气，这就是农历季节变迁的二十四节气，始于立春，终于大寒，终而复始。每个节气的时令、气候、物候的变化规律能够很好地指导人们的农业生产生活。

立春起寅月，立春、雨水为寅月，惊蛰、春分为卯月，清明、谷雨为辰月，寅卯辰月为春三月，属木；立夏、小满为巳月，芒种、夏至为午月，小暑、大暑为未月，巳午未月为夏三月，属火；立秋、处暑申月，白露、秋分为酉月，寒露、霜降为戌月，申酉戌月为秋三月，属金；立冬、小雪为亥月，大雪、冬至为子月，小寒、大寒为丑月，

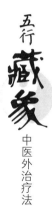

亥子丑月为冬三月，属水。

　　在下图中，立春、立夏、立秋、立冬位于四隅位，是用来反映季节的，分别表示四季的开始；春分、秋分、夏至、冬至位于四正位，则更具天文学的科学观念，反映太阳高度变化的转折；雨水、谷雨、小雪、大雪这四个节气反映降水，而白露、寒露、霜降反映水汽凝结，小满、芒种反映作物的成熟和收成，惊蛰、清明反映自然物候现象。

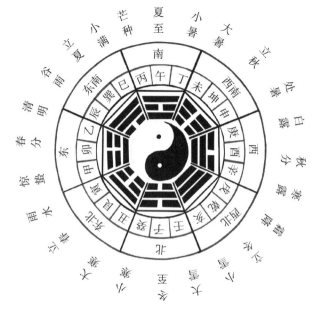

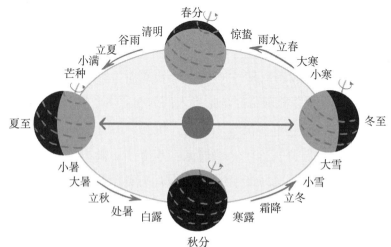

　　后人从伏羲的六十四卦中选出十二卦，代表着节气的变化规律，模拟"阴阳消长"与季节的更替，即十二消息卦，消者，消退；息者，成长，也叫十二辟卦。《归藏》中的说法是：子复、丑临、寅泰、卯大壮、辰夬、巳乾、午姤、未遁、申否、酉观、戌剥、亥坤。十二消息卦与农历对照为：复为十一月，临为十二月，泰为正月，大壮为二月，夬为三月，乾为四月，姤为五月，遁为六月，否为七月，观为八月，剥为九月，坤为十月。

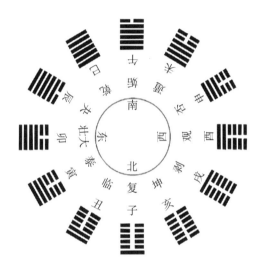

　　子月复卦，一阳始生，阳气复苏，冬至为其中气，所以有"冬至一阳生"的说法；丑月临卦，小寒、大寒节气，二阳并立，阳气渐渐旺；寅月泰卦，三阳爻、三阴爻，阴阳调和，故称"三阳开泰"，生机旺盛；卯月大壮卦，"上震下乾"，春雷始鸣，万物始动，阳气始胜于阴；辰月夬卦五阳过刚，一阴残余，阳气充盛；巳月乾卦，纯阳之卦，阳气极盛、阴气衰竭之时；午月姤卦，一阴始生，天地之气阳极阴生；未月遁卦，二阴生息而长，阳动阴藏，遁为躲避隐藏之意；申月否卦，阳消阴长至势均力敌，生气渐收敛；酉月观卦，四阴而阴盛，阳气压抑，成果可观；戌月剥卦，五阴剥一阳，阳气岌岌可危，上为"艮"为"止"，旧物将终止之意；亥月坤卦，纯阴之卦，万物俱藏，等待复

卦，一阳复始。

在一年的气候变化中"冬至"与"夏至"是阴阳转化的两个重要转折点。从冬至开始，阳气逐渐生发，阴气开始消减；从夏至开始，阴气开始复生，阳气逐渐消退。春天阳气开始升散之时，万物生长，人体的阳气也开始升发，腠理开泄，到了夏至当天阳气最盛。夏天是一年当中阳气最旺盛的时候，也是调养人体阳气的最佳时机。我们通过观察夏至当天及夏至前后督脉穴位温度的变化，观察到夏至当天穴位温度明显升高，阳气在这一天汇聚到最高点。可助人体虚弱的阳气得到调养恢复、使气盛血旺，以利驱除深伏体内的寒、湿、痰、瘀等阴邪，使患者在秋冬寒冷之时抗病能力得到增强。这也为外治施治、三伏治疗、"春夏养阳"提供了依据。

6. 择时而治

《灵枢·经别》云："余闻人之合于天道也。内有五脏，以应五音、五色、五时、五味、五位也；外有六腑，以应六律；六律建阴阳诸经，而合之十二月、十二辰、十二节、十二经水、十二时、十二经脉者，此五脏六腑之所以应天道。"万事万物依据它们与四时相应的时间节律，安置在时空统一的宇宙中。四时对调控经络的运行起决定作用，因此宇宙按照统一步调，进行着和谐一致、周而复始的运动。《灵枢·五乱》记载："经脉十二者，以应十二月。十二月者，分为四时。四时者，春秋冬夏，其气各异。"《素问·四时刺逆从论》中说："春者，天气始开，地气始泄，冻解冰释，水行经通，故人气在脉。夏者，经满气溢，入孙络受血，皮肤充实。长夏者，经络皆盛，内溢肌中。秋者，天气始收，腠理闭塞，皮肤引急。冬者盖藏，血气在中，内著骨髓，通于五脏。"说明经脉之气的输注和气血的运行也因四时季节气象、时间节律的不同而有盛衰的区别。所以，施治要从四时变化调理气血运行。《黄帝内经》中就有讨论随四时变化，针刺的部位、方法也随之变化，如《灵枢·本输》中说："春取络脉诸荣大经分肉之间，甚者深取之，间者浅取之。夏取诸输孙络肌肉皮肤之上。秋取诸合，余如春法。冬取诸井诸输之分，欲深而留之。此四时之序，气之所处，病之所舍，脏之所宜。"另外《素问·八正神明论》曰："泻必用方，方者，以气方盛也，以月方满也，以日方温也，以身方定也……补必用员，员者行也，行者移也。"外治施治有宜有忌，以针刺为例，"天寒无刺，天温无疑，月生无泻，月满无补，月郭空无治……月生而泻，是谓脏虚；月满而补，血气扬溢，络有留血，命曰重实；月郭空而治，是谓乱经"。

一天中也有气机升降和阴阳消长的变化，《素问·金匮真言论》云："平旦至日中，天之阳，阳中之阳也；日中至黄昏，天之阳，阳中之阴也；合夜至鸡鸣，天之阴，阴中之阴也；鸡鸣至平旦，天之阴，阴中之阳也。故人亦应之。"寅卯时后，天地阳气逐渐升起，人体为了适应昼日阳气活动的需要，肾中元阳始出于命门，即所谓的"五更初，肾气开"，具有激发三焦脏腑气机活动的功能，如启动少阳胆气升发，升发脾胃阳气等完成人体一天之内阳气由升至长，由渐至旺，由弱至强，由内达外的生理过程。酉时之后，天地之间阳气渐藏，阴长阳消，人体为了适应夜间机体生理性静息休眠的需要，人体阴气渐长，卫气行于阴分，阳气内敛，心神内藏，皆依赖于阴血所发挥的功能，即"阴之使也"的功能。平旦至午时前，人体对促进阳气生长活动的物质需求最为迫切，而入夜则对滋阴血的物质需求最为迫切，所以，上午施治配合经络、穴位的选择，能够很好补充阳气，生发气机，傍晚阳气收敛，慎施治，以免扰动阳气，消耗气血。

人体经气气血法时而变，一日十二时辰气血流注有常，一月中气血盈亏有时，四时中脏腑阴阳转化有节，年运更替、六气加临都将影响人体气血阴阳平衡，故《素问·脏气法时论》则指出发病在一日、一年中受阴阳消长影响而表现为轻、重、缓、急的时间规律："心病

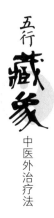

者，愈在戊己，戊己不愈，加于壬癸，壬癸不死，持于甲乙，起于丙丁。心病者，日中慧，夜半甚，平旦静。"《灵枢·顺气一日分为四时》云："朝则人气始生，病气衰，故旦慧；日中人气长，长则胜邪，故安；夕则人气始衰，邪气始生，故加；夜半人气入脏，邪气独居于身，故甚也。"后人在这一认识的基础上日臻完善了"时补"理论，即中医时间医学、择时治疗等借天时以行补泻的法要，并将其应用在临床实践中，认为可以事半而功倍，具体应用包括：五运六气理论、子午流注及灵龟八法开穴法、《伤寒论》六经病欲解时、三伏及三九治疗、时令膏方、二十四节气养生等。

五、方位之象

古人根据立竿测影的方法，利用日出、日落的日影测定出东南西北方向。日出东方，属木，气机蒸腾之象；日升于巅为南方，属火，阳盛极转阴之象；日落西方，属金，收敛之象；日落之极为北方，属水，阴之甚，其势将升；东南方属木，承启着木火；西南方属土，承启着火金；西北方属金，承启着金水；东北方属土，承启着水木；以土为中，土生万物之象。

更有细分者，将地平面360°均分为24等份，称为"二十四山"，每山15°，三山为一卦，每卦占45°。北方三山壬、子、癸，后天为坎卦，先天为坤卦；东北三山丑、艮、寅，后天为艮卦，先天为震卦；东方三山甲、卯、乙，后天为震卦，先天为离卦；东南三山辰、巽、巳，后天为巽卦，先天为兑卦；南方三山丙、午、丁，后天为离卦，先天为乾卦；西南三山未、坤、申，后天为坤卦，先天为巽卦；西方三山庚、酉、辛，后天为兑卦，先天为坎卦；西北三山戌、乾、亥，后天为乾卦，先天为艮卦。

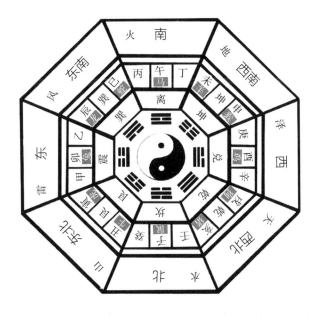

清代文学家李渔在《闲情偶寄·居室部》中说："人之不能无屋，犹体之不能无衣，衣贵夏凉冬燠，房舍亦然。"房屋建造，首先是用来遮风挡雨提供庇护之用，这也是人们对于住所最基本的要求。而《金针秘传》记载："水土不宜，初到水远山遥之地，体质与风土不合，亦易发生此病。"所以，居住的地域不同，气候的冷暖干湿不同，地势的高低险峻之分，水土厚薄之别，得以形成了不同的风俗饮食文化，也决定着容易受到某种邪气的侵犯。可见，住所更重要的是感受气，地理环境的气、气候变化的气，同步者平，逆之者有疾。

东南方多丘陵山地，多属亚热带气候，江南地区，气候温和，四季分明，夏季温暖潮湿，梅雨天气湿气明显，秋季凉快多雨，南方区域，炎热潮湿，夏长冬短，树木四季常青，所以以湿气、湿热、暑湿或寒湿为患；西北地区，地势险峻，以高原、盆地和山地为主，降水量少，气候严寒，水土刚烈，所以多风寒、燥邪为病。因此《素问·异法方宜论》中有段文字描述："故东方之域，天地之所始生也。鱼盐之地，海滨傍水，其民食鱼而嗜咸，皆安其处，美其食。鱼者使人热中，盐者胜血，故其民皆黑色疏理。其病皆为痈疡，其治宜砭石。

故砭石者，亦从东方来。西方者，金玉之域，沙石之处，天地之所收引也。其民陵居而多风，水土刚强，其民不衣而褐荐，其民华食而脂肥，故邪不能伤其形体，其病生于内，其治宜毒药。故毒药者，亦从西方来。北方者，天地所闭藏之域也。其地高陵居，风寒冰冽，其民乐野处而乳食，脏寒生满病，其治宜灸焫。故灸焫者，亦从北方来。南方者，天地所长养，阳之所盛处也。其地下，水土弱，雾露之所聚也。其民嗜酸而食胕，故其民皆致理而赤色，其病挛痹，其治宜微针。故九针者，亦从南方来。中央者，其地平以湿，天地所以生万物也众。其民食杂而不劳，故其病多痿厥寒热。其治宜导引按跷，故导引按跷者，亦从中央出也。"这明确地说明了五方不同的地理因素、气候特点、生活习惯、生活状态的差异，导致所患的常见病、多发病亦不同，疾病发生发展也不同，如朱丹溪提出了"西北之人，阳气易于降；东南之人，阴火易于升"的特点。所以五方的治疗方法也各有特点，这也是所谓的"因地制宜"。

六、色彩之象

五色最早出现在《周礼·考工记》："画缋之事：杂五色。东方谓之青，南方谓之赤，西方谓之白，北方谓之黑，天谓之玄，地谓之黄。"《说文解字》中说："赤，南方色也，从大从火。""青，东方色也。木生火，从生、丹，丹青之信言象然。""黑，火所熏之色。""白，西方色也。阴用事，物色白。从入合二。二，阴数。""黄，地之色也。"五色与五行、五方等联系起来，即青属木、红属火、黄属土、白属金、黑属水。五色是一切色彩的基本因素。木系颜色有绿色、

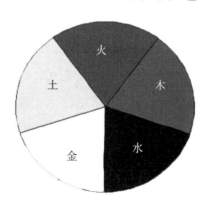

青色；火系颜色有红色、紫色、粉色；土系颜色有黄色、橙色、棕色、咖啡色、卡其色；金系颜色有白色、杏色、金色、银色；水系颜色有黑色、蓝色、深灰色。

《望诊遵经》中说："凡望色润泽者生，沉夭者死。"又说："青如翠羽者生，赤如鸡冠者生，黄如蟹腹者生，白如豕膏者生，黑如乌羽者生，此五色之见生也，以其血色虽变，而犹有润泽也。青如草滋者死，黄如枳实者死，黑如煤者死，赤如衃血者死，白如枯骨者死，此五色之见死也，以其血色已变，而更无润泽也。"通过颜色泽夭，可以观察气血的盈亏和疾病的轻重，看颜色的浮沉，可知病位的表里；看颜色的清浊，了解疾病为阳性或阴性，看颜色的浅淡或深浓，辨证正虚或邪实；看颜色的散与壅滞，判断疾病的预后。色以润泽为本，色泽枯槁者预后不良。

五色也反映疾病的不同性质，《灵枢·五色》中说"青黑为痛，黄赤为热，白为寒"，根据五色变化来判断疾病，称为"五色法"，具体为：青色主寒证、气滞、瘀血、痛证、惊风；赤色主热证，亦可见于戴阳证；黄色主虚证、湿证；白色主虚证（气虚、血虚、阳虚）、寒证、失血证；黑色主肾虚、寒证、水饮、瘀血、剧痛等。

《黄帝内经》中提出白色入肺，赤色入心，青色入肝，黄色入脾，黑色入肾，将不同的色彩与脏腑功能联系起来，现代医学称之为"色彩疗法"。研究发现，人类对颜色存在着极其复杂和微妙的感觉，不同的颜色具有不同频率的光波，呈现不同的能量，能引起不同的生理、心理反应。康定斯基在《论艺术的精神》中也指出："色彩直接影响着精神，色彩和谐统一的关键在于对人类有目的的启示激发。"

青色属木，入肝，对肝胆有调节作用。肝主疏泄，能够促进胆汁分泌，从而增强食欲，帮助消化；肝开窍于木，所以能消除眼疲劳，保护视力；肝在志为怒，青色有安神、舒缓情绪的作用，对失眠、焦虑有疗效；肝藏血，能调节血量，对高血压、头痛有一定好处。

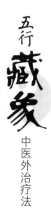

红色属火，入心，对心脏有调节作用。心主血脉，红色能够推动气血的运行，对于气虚血瘀证有活血化瘀的辅助作用；心为火脏，所以，红色可以振奋精神，促进血液循环，升高血压，所以高血压患者应避免长时间在红色环境中，或者少用红色的物品。火象为阳，对于阴性病症能起到治疗作用。

黄色属土，入脾，对脾胃有调节作用。脾胃为后天之本，气血生化之源，黄色能调理脾胃，增进食欲；脾在志为思，思虑伤脾，鲜亮的黄色系能避免思虑太过，对抑郁症、神经衰弱等能起到积极的作用。

白色属金，入肺，对肺脏有调节作用。白色能舒缓情绪和疼痛，金克木，能够抑制肝木过亢，降低兴奋度，对于躁狂、更年期易怒症状有调节作用；肺在志为悲，银灰色和白色环境也容易诱发抑郁症、孤独症，引起或加重悲伤情绪。

黑色属水，入肾，对肾脏起调节作用，主要针对肾阴，如黑米、黑豆、黑芝麻都能滋补肾阴；水主静，黑色有抑制情绪的作用，黑色过多会引起意志消沉、情绪低落。但是对于情绪亢奋导致的血压升高、失眠等有积极作用。

可见，通过对颜色的观察，再结合五行的生克关系，将颜色运用于家居环境、服饰等搭配，能够有助于身体及心理的康复，而色彩的深浅、冷暖、明暗的不同，其刺激和治疗的效果也有差别。另外，色彩也可以发挥着"引经药"的作用，使治疗的针对性更强。

七、吕律之象

音，是一种物理现象。它是由于物体受到不同频率振动而产生"振动波"，再由空气传到耳朵里，通过大脑反馈信息，人们听到的就是音。人耳能听到的声频范围是 20 ～ 20000Hz。

所谓"五音"有广义和狭义之分。广义的五音，如《灵枢·脉度》

曰："肾气通于耳，肾和则耳能闻五音矣。"这里的五音泛指各种声音。而狭义的五音，是中国古代音乐的一种基本音，是古人对五声阶名的称谓，分别称作宫、商、角、徵、羽，唐代称为"合、四、乙、尺、工"。类似现在简谱中的1、2、3、5、6。即宫（合）等于1（Do），商（四）等于2（Re），角（乙）等于3（Mi），徵（尺）等于5（Sol），羽（工）等于6（La）。

《律历志》说："宫者，中也，居中央畅四方，唱始施生为四声之径。商者，章也，物成事明也。角者，触也，阳气蠢动，万物触地而生也。徵者，祉也，万物大盛蕃祉也。羽者，宇也，物藏聚萃宇复之也。"这是从自然界的角度对五音意义的解释。从听觉来说，则是宫音浑厚较浊，长远以闻；商音嘹亮高畅，激越而和；角音和而不戾，润而不枯；徵音焦烈躁怒，如火烈声；羽音圆清急畅，条达畅意。

《素问·阴阳应象大论》中把宫、商、角、徵、羽五音与天、地、身、心相联系，并将这五者联属脾、肺、肝、心、肾，五脏有五行所属，而五音也有所属的五行和特性。"闻宫音，使人温舒而广大；闻商音，使人方正而好义；闻角音，使人恻隐而爱人；闻徵音，使人乐善而好施；闻羽音，使人整齐而好礼。"从而我们知道：宫音所属脾土，脾主思，思虑太过，可用宫音与角音、徵音来治疗；商音所属肺金，肺主悲，过悲伤肺，可用商音与宫音、羽音来治疗，这是由于五音与五行的联系，在此基础上灵活运用五音去防治疾病。

五音之间不存在半音，它们之间都只相隔一个整音的音高距离，将每个音作为主音时，便可形成相应的5种不同的调式，即五声调式。即以"宫"音作为主音时，就可称为宫调式，以"商"音作为主音时，就可称为商调式等。

五音疗法即根据宫、商、角、徵、羽5种调式表现分别对应土、金、木、火、水五行进行归类整理，根据五音通五脏的理论和五行相生、五行生克制化的规律，辨证施乐进行调节脏腑、调整阴阳的治疗方法。

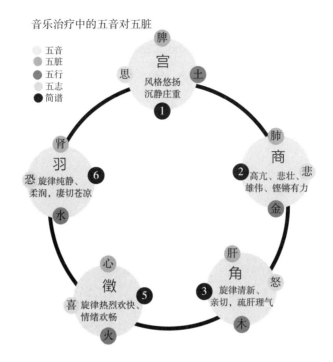

音乐治疗中的五音对五脏

五音
五脏
五行
五志
简谱

脾
宫 土
思 风格悠扬
沉静庄重
1

肺
商
2 高亢、悲壮、
雄伟、铿锵有力 悲
金

肾
羽
恐 旋律纯静、
柔润、凄切苍凉 6
水

肝
角 怒
3 旋律清新、
亲切，疏肝理气
木

心
徵
喜 旋律热烈欢快、
情绪欢畅 5
火

1. 七情与五音

《素问·阴阳应象大论》说："人有五脏化五气，以生喜怒悲忧恐。""百病生于气也。怒则气上，喜则气缓，悲则气消，恐则气下……惊则气乱……思则气结。"而喜、怒、忧、思、悲、恐、惊就被我们称作七情，而这个"情"是人的心灵动态内心活动变化的一个抽象概括。

音乐能直接作用于人的灵魂，而曲调的升降变化能很确切地符合内心情感的动态变化，《灵枢·经别》曰："内有五脏，以应五音……外有六腑，以应六律，六律建阴阳诸经……此五脏六腑之所以应天道。"因此，我们可以通过音乐与人的相合度来进行音乐治疗。

五音疗法在情志类疾病、身心疾病的防治上有独特的作用。金元四大家张从正说："以悲治怒，以怆恻苦楚之音感之；以喜治悲，以谑戏狎之言误之；以恐治喜，以迫遽死亡之言怖之；以怒制思，以污辱欺罔之事能之；以思治恐，以虑彼志此之言夺之。凡此五者，必诡诈谲怪，无所不至，然后可动人耳目，易之视之。"七情平和神才能安定，精、气、神三者才能平和稳定，音乐正是通过意识和情感作用于神，进而对脏腑的生理病理产生积极影响。五音疗法能够助人达到"淡泊宁静"的心境，从而达到"真气从之，精神内守"，进而达到养生和防病的目的。

2. 五音调式应用

现代基础乐理中的五声调式，虽然也对应宫、商、角、徵、羽，但与医学用的五音治疗的五行音律并不等同。在乐理中，五个纯五度音所构成的调式即五声调式，例如民歌茉莉花，乐理中定为徵调式，为降 B 主声，但若定降 B 为宫音，又变成宫调曲。故音乐的五行归类，将以我国最原始的乐理——五脏相音，经络感传为基本，笔者通过古琴的音律来实践探究《黄帝内经》中二十五音的现代化国际标准音高。如表3-3：

表3-3　《黄帝内经》中二十五音的现代化国际标准音高

五行（五音）	一拍节奏	国际音高	乐器	气机
木（角）	后附点，十六八	D	笛、筝	曲直：舒展，使人飘飘欲仙，春意盎然，充满希望，少年志气的曲子
火（徵）	小切分	F	琴、瑟	炎上：欢快、轻松、青年般干劲十足，火样热情，充满喜悦，忽上忽下，跃动
土（宫）	十六十六，二八，一	A	埙	稼穑：旋转，敦厚庄重，柔和流畅，或表达忧思、缠绵，可调节气机升降旋转，如母爱，充满包容、慈爱
金（商）	前附点，八十六	C	磬、二胡	从革：高亢、悲壮，如秋高气爽般的天空，如金子般高贵，雄伟、铿锵，能促进气机收敛，如父亲般严肃，悲伤
水（羽）	（上述均可）	G	箫、琴	润下：纯净、凄切、苍凉，如水般柔和、滋润、变幻的曲子，促全身气机沉降，又暗藏春天的种子

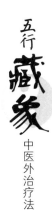

其中，音高定主五行，入脏腑，节奏、乐器、气机等为辅助五行，辅助主五行进行气机调节。国际音高中的字母代表的是其所有同组音高，例：C 代表大字组、小字组所有的 C 音。另：在 $C_2 \sim c^5$ 间不同的 C 音入不同土行经络的不同部位。

五音不仅有五行所属，更有阴阳之分，如表 3-4：

表3-4　五音阴阳之分

	力度	节奏	情绪	音频
阴	弱	慢	含蓄	低频
阳	强	快	热烈	高频

（1）土

土，在脏为脾，在腑为胃，在经为足阳明、足太阴，在音为宫，国际标准音高为 A，在志为忧思。以宫调为基准，风格悠扬沉静、淳厚庄重，给人有如"土"般宽厚结实的感觉，根据五音通五脏的理论，宫音入脾，对中医脾胃功能系统的作用比较明显。《晋书·律历上》云："闻其宫声，使人温良而宽大。"

宫调式乐曲特点：风格悠扬沉静、淳厚庄重，有如"土"般宽厚结实，可入脾。宫调式乐曲，如《春江花月夜》《月儿高》《月光奏鸣曲》等。

① 太宫：在宫调基础上，节奏快，力度强，情绪饱满的乐曲为太宫，同一曲子，版本、演奏时候的不同也可同时为太、少两宫曲。节奏欢快，力度厚重的太宫曲常能促进脾胃运化，中和忧思，常用的太宫曲子有：《月儿高》《闲居吟》。

② 少宫：在宫调基础上，节奏稍慢，力度柔和，情绪含蓄的乐曲为少宫，同样与乐曲演奏版本、时间有关。少宫曲稳定柔美的曲风常使人沉思、安宁、情绪内敛，常用少宫曲：《关山月》等。

（2）金

金，在脏为肺，在腑为大肠，在经为手阳明、手太阴，在音为商，国际标准音高为 C，在志为悲。以商调为基准，风格高亢悲壮、铿锵雄伟，肃劲嘹亮，具有"金"之特性，根据五音通五脏的理论，商音入肺，对中医肺功能系统的作用比较明显。《晋书·律历上》云："闻其商声，使人方廉而好义。"

商调式乐曲特点：风格高亢悲壮、铿锵雄伟，具有"金"之特性，可入肺；商调式乐曲，如《第三交响曲》《嘎达梅林》《悲怆》等。

① 太商：在商调基础上，节奏快，力度强，悲伤强烈的乐曲为太商。节奏不定，力度厚重的太商曲常能带来最直观的悲伤，让人冷静思考，过喜之人可用来预防心血管疾病，郁悲者听之可释放不解的悲气，令人心静、幽澈。常用的太商琴曲有：《梧叶舞秋风》《广陵散》等。

② 少商：在商调基础上，节奏稍慢，力度柔和，情绪含蓄的乐曲为少商。节奏稳定，力度轻柔的少商曲常能带来最柔软的悲伤，触人心弦，常能令人眼含热泪，缓解眼睛干涩、口干、便秘等由肝火过旺、肝阴虚、肺阴虚引起的症状，可令人沉静，气机沉降，津液输布。常用的少商琴曲有：《阳关三叠》《平沙落雁》等。

（3）木

木，在脏为肝，在腑为胆，在经为足少阳、足厥阴，在音为角，国际标准音高为 D，在志为怒。以角调为基准，是风格悠扬、生机勃勃、生机盎然的旋律，曲调亲切爽朗，舒畅条达，具有"木"之特性。角音入肝，对中医肝功能系统的作用比较明显。《晋书·律历上》云："闻其角声，使人恻隐而仁爱。"

角调式乐曲特点：构成了大地回春，万物萌生，生机盎然的旋律，曲调亲切爽朗，生气蓬勃，清澈馨香，常用的有：《春之声圆舞曲》《蓝色多瑙河》《江南丝竹乐》《春风得意》《江南好》等。

① 太角：在角调基础上，节奏快，力度强，蓬勃向上的乐曲为太

角，疏肝力强，如少年般活跃，旋律螺旋上升，给人以充满生命力的感觉，气机直冲巅顶，适用于气虚、肝气不舒导致的乏力、胸闷。常用的太角琴曲子有：《大胡笳》等。

② 少角：在角调基础上，节奏稍慢，力度柔和，情绪含蓄的乐曲为少角。节奏稳定和缓的少角曲常能带来轻松、愉悦之感，有助于肝藏血的特性。常用的少角琴曲有：《归去来辞》等。

（4）火

火，在脏为心，在腑为小肠，在经为手太阳、手少阴，在音为徵，国际标准音高为 F，在志为喜。以徵调为基本，旋律热烈欢快、活泼轻松，构成层次分明、情绪欢畅的感染气氛，具有"火"之特性，徵音入心，对中医心功能系统的作用比较明显。《晋书·律历上》云："闻其徵声，使人乐善而好施。"

徵调式乐曲特点：旋律热烈欢快、活泼轻松，构成层次分明、情绪欢畅的感染气氛，具有"火"之特性，可入心；徵调音乐，如《步步高》《狂欢》《解放军进行曲》《卡门序曲》等乐曲。

① 太徵：在徵调基础上，节奏快，力度强，欢快的乐曲为太徵，欢快热烈的曲子振奋心神，舒畅心气，醒神开窍，适用于心气虚、心阳不振或者悲伤过度，肺气不降的患者。常用的太徵琴曲有：《神人畅》等。

② 少徵：在徵调基础上，节奏稍慢，力度柔和、祥和的乐曲为少徵。节奏稳定和缓的少徵曲常能带来安静祥和，安全之感，有助于心气的恢复。对于心神失养、痰火扰心导致的失眠常用的少徵琴曲有：《普庵咒》等。

（5）水

水，在脏为肾，在腑为膀胱，在经为足太阳、足少阴，在音为羽，国际标准音高以 G，在志为恐。以羽调为基本，风格清纯，凄切哀怨，苍凉柔润，如天垂晶幕，行云流水，具有"水"之特性，羽音入肾，对中医肾功能系统的作用比较明显。《晋书·律历上》云："闻其羽音，使人恭俭而好。"

羽调式乐曲特点：风格清纯，凄切哀怨，苍凉柔润，具有"水"之特性，有益于"肾藏志"，具有促进全身气机潜藏，补肾益精，补髓健脑之功效，尤宜于阴虚火旺、肾精亏虚、心火亢盛而出现的各种症状，如耳鸣、失眠多梦等。羽调式音乐有小提琴协奏曲《梁祝》、古筝曲《汉宫秋月》等。

① 太羽：在羽调基础上，节奏快，力度强，气势雄浑的乐曲为太羽，舒经活络，温阳化气力强，如奔腾的江河，清凉而又势不可当的感觉，气机以向下流传为主，适用于肾阳不足，气滞血瘀，心火亢盛的患者。常用的太羽琴曲有：《流水》《梅花三弄》等。

② 少羽：在羽调基础上，节奏稍慢，力度柔和，情绪含蓄的乐曲为少羽。节奏稳定和缓的少羽曲常能带来希望，松解紧张、恐惧及精神上之压力，使人重新理智起来，唤起对美好未来的希望。常用的少羽琴曲有：《听泉引》《袍修罗兰·水》等。

五行音乐的运用与选择是根据五行相生（以木、火、土、金、水为序，依次相养相助）、五行相克（以五行相间，即木、土、水、火、金为序，依次相制约）、五行相关（五行中每相邻的两种运动形式之间互为"母子"关系，即木为水之子，又为火之母）及辨明虚实、"虚则补其母，实则泻其子"等规律，将五行的五种气的运行形式与情绪对应，力求准确地符合五脏的生理节律与特性，如商调音乐对肺为调，对脾为泻，对肾为补，对肝为克。其他各调式与相应的脏腑也产生不同的调、泻、补、克的作用。按此规律，结合不同系列（正调、太调和少调）的五行音乐，结合五行对人体体质、人格的分类，因季、因时、因人、因症辨证施乐，从而达到促进人体脏腑功能和气血循环的正常协调。治疗方法的具体应用在下篇我们将进一步解析分述。

八、人体之象

《素问·宝命全形论》所言："夫人生于地，悬命于天，天地合气，命之曰人。""人以天地之气生，四时之法成。"人生及长于宇宙空间中，天地之气交感而化生，天地运动规律是人生命活动的基本法则。天地有阴阳之升降，气机之沉浮，人体脏腑有感于气之升降沉浮而相互作用。清代医家何梦瑶在《医碥·五脏配五行八卦说》中言："肾水上升，由肝木之汲引，地道左旋而上于天也。心火下降，由肺金之敛抑，天道右旋而入于地也。脾脏居中，为上下升降之枢纽，饮食入胃，脾为行运其气于上下内外，犹土之布化于四时……金、木、土皆配两卦，而水、火各主一卦，故五行惟水火之用为独专也。"人有木、火、金、水四象，脾胃运化于中，肝随脾升，胆随胃降，肺气下降，肾水上承，心火下降，共同维系着人的生命活动。人体脏腑气机的升降和生理之象全息于自然五行和天地生、长、化、收、藏之性，人体的金、木、水、火、土统一于天地的金、木、水、火、土系统中。

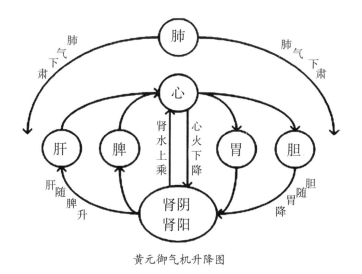

黄元御气机升降图

而人体五脏六腑、四肢百骸通过经络、气血联系成一个有机的统一整体，每个局部器官或者某一个部位，不仅有独特的生理功能，而且当发生病理变化的时候，也会影响到全身的生理功能和病理表现。山东大学哲学系张颖清教授在研究了大量的生物现象和生物学事实的基础上，创立"全息胚学说"和"全息生物学"，生物体的整体由部分组成，部分在结构和组成上与整体相似，含有整体的全部信息（"全息"，简言之，即全部信息）。中医也认为，人体面、耳、眼、脉、掌等都是一个信息元，是人体结构功能的缩影，可以通过观局部知本质，所以发展出了面诊、耳诊、脉诊等指导临床，这就是以象候脏腑。

1. 面部分候法

《灵枢·五色》中面部望诊的分候法："明堂者，鼻也；阙者，眉间也；庭者，颜也；蕃者，颊侧也；蔽者，耳门也。""庭者，首面也；阙上者，咽喉也；阙中者，肺也；下极者，心也；直下者，肝也；肝左者，胆也；下者，脾也；方上者，胃也；中央者，大肠也；挟大肠者，肾也；当肾者，脐也；面王以上者，小肠也，面王以下者，膀胱子处也；颧者，肩也；颧后者，臂也；臂下者，手也；目内眦上者，膺乳也；挟绳而上者，背也；循牙车以下者，股也；中央者，膝也；膝以下者，胫也；当胫以下者，足也；巨分者，股里也；巨屈者，膝膑也。此五脏六腑肢节之部也，各有部分。"

即前额（庭、颜）——候首面；眉间（阙、阙上）——候咽喉；阙中（印堂）——候肺；阙下（下极、山根）——候心；下极之下（年寿）——候肝；肝部左右——候胆；肝下（鼻端、准头、面王）——候脾；方上（鼻翼）——候胃；中央（颧下）——候大肠；挟大肠（颊部下方）——候肾、脐部；面王以上（鼻端两旁上方）——候小肠；面王以下（人中部位）——候膀胱、胞宫。颧骨后方——候手臂；颧骨后方下——候手；目内眦上——候胸部、两乳；挟两颊外方——候背；沿牙床颊车以下——候大腿；牙床中央——候膝；膝下候小腿、再下候足；口角两侧大纹处——候大腿内侧；颊下曲骨处——候膝膑。

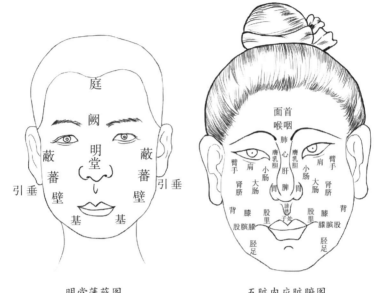

明堂藩蔽图　　　　　　　五脏内应脏腑图

2. 舌部分候法

我国古医籍记载中最早提出舌脏腑分区的是 1528 年明·薛己的《口齿类要》："以部分言之，五脏皆有所属。"舌部位变化与脏腑病变相对应的关系在古籍中有不同的划分记载，现多用为：舌尖候心肺、舌中候脾胃、舌根候肾、舌边候肝胆。

3. 目分候法

《灵枢·大惑论》指出："五脏六腑之精气，皆上注于目而为之精。精之窠为眼，骨之精为瞳子，筋之精为黑眼，血之精为络，其窠气之精为白眼，肌肉之精为约束。"瞳子为瞳仁，黑眼为黑睛，络为内外眦，白眼为白睛，约束为眼睑。后世医家归纳为"五轮学说"，即瞳仁属肾，称为水轮；黑睛属肝，称为风轮；两眦血络属心，称为血轮；白睛属肺，称为气轮；眼睑属脾，称为肉轮。所以，通过观察五轮的形色变化，可诊察相应脏腑的病变。眼针疗法根据眼部八卦八区与脏腑的关系，针刺眼球周围、眼眶边缘的穴位达到治疗全身疾病的目的。其口诀是：乾一肺大肠，坎二肾膀胱，艮三属上焦，震四肝胆藏，巽五中焦属，离六心小肠，坤七脾和胃，兑八下焦乡。

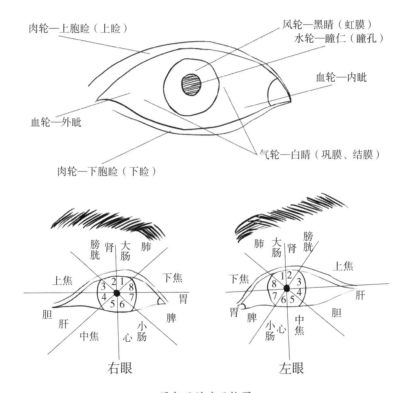

眼与五脏应五轮图

4. 耳分候法

外耳，是人类进化中头部出现最晚的部位，"越是进化中分经得较晚的局部，等级越高，其局部反映整体现象就越明显"。所以，耳朵最能全面、精细地反映出全身状况。耳部全息为倒着的人形，各脏腑组织在耳部均有相应的反应区，耳穴压豆法就是在针对这些反应区对相应的脏腑有一定的调治作用。其分布规律为：耳垂对应头面；耳周对应上肢；对耳轮体部对应躯干；对耳轮上、下角对应下肢；耳甲艇对应腹腔；耳甲腔对应胸腔。具体如下图：

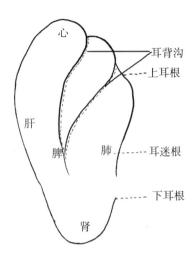

耳穴定位示意图

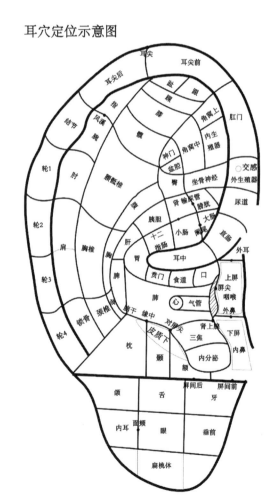

5.手部分候法

手三阳经（手太阳小肠经、手少阳三焦经、手阳明大肠经）从手指沿上肢阳面走向头部；手三阴经（手太阴肺经、手厥阴心包经、手少阴心经）从胸部沿上肢阴面走到手指。手掌上有很多的神经的聚集点，所以手掌上不同位置能反映身体对应器官的变化。分布规律为：大拇指一侧对映身体左侧，小指一侧对应身体右侧，中指方向对应头及身体上部，手掌根部对应身体下部及脏器下方。不同的指头与不同的脏器相对应，大拇指应脾经，食指应肝经，中指应心经，无名指应肺经，小指应肾经。具体如下图：

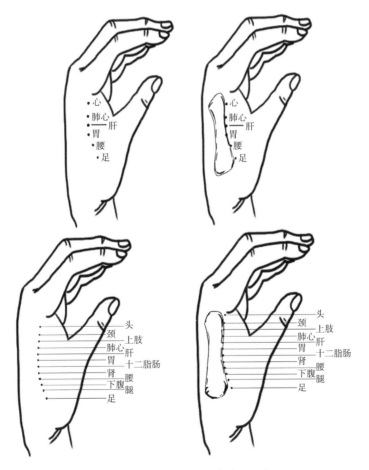

掌骨侧全息图 1　　　　　掌骨侧全息图 2

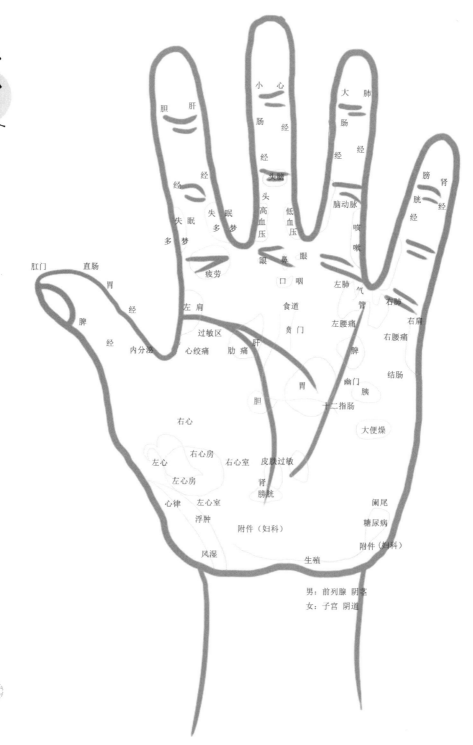

胆 肝

小 心
肠 经
经

大 肺
肠 经
经

膀 肾
胱 经
经

经

经

头脑

脑动脉

失眠
多梦

失眠
多梦

头
高
血
压

低
血
压

咳嗽

肛门 直肠

胃

经

疲劳

眼 鼻
口 咽

眼

左肺
气
管

右肺

脾

经

左肩

食道

右肩

内分泌

过敏区

心绞痛

肋痛

肝

贲门

脾

左腰痛
右腰痛

胆

胃

幽门
胰
十二指肠

结肠

右心

大便燥

左心

右心房

左心房

右心室

皮肤过敏

肾
膀胱

心律

左心室

浮肿

附件（妇科）

阑尾
糖尿病

附件（妇科）

风湿

生殖

男：前列腺 阴茎
女：子宫 阴道

6. 甲分候法

《素问·五脏生成》曰："诸筋者，皆属于节。""肝之合，筋也，其荣爪也。"就是说"爪为筋之余"，指甲是体内的筋延伸到体外的部分，肝主筋，主藏血和疏泄，故肝脏与筋和指甲的关系都十分密切。甲体上又可划分三部九区，对应上、中、下焦，九区也对应着不同的脏腑投

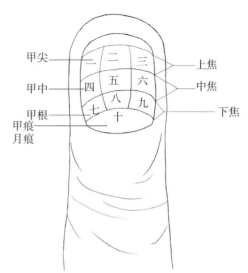

影，为下图甲象九畴图：一、二、三候上焦、四、五、六候中焦、七、八、九候下焦；一、三对应肺，二对应心，四、六对应肝胆胰，五对应脾胃，七、九对应小肠大肠，八对应肾膀胱，十对应胞宫、精室、骨髓。

7. 脉分候法

寸口六部之脉，分属脏腑，当脏腑发生病变时，寸、关、尺脉对应脏腑部位会表现出异常的搏动。故古人、今人多以寸口诊脉，以内窥脏腑经络病变。《黄帝内经》首次提出脉"独取寸口"，《素问·脉要精微论》云："尺内两傍，则季胁也，尺外以候肾，尺里以候腹。中附上，左外以候肝，内以候膈；右外以候胃，内以候脾。上附上，右外以候肺，内以候胸中；左外以候心，内以候膻中。"对于寸口脉候脏腑，各家出现了稍许不同的说法。《医宗金鉴》中言："右寸肺胸，左寸心膻。右关脾胃，左肝膈胆。三部三焦，两尺两肾，左小膀胱，右大肠认。"寸、关、尺分别候上、中、下焦，右寸候肺、胸中，左寸候心、膻中，右关候脾胃，左关候肝、胆、膈，尺脉候肾，左尺配小肠、膀胱，右尺配大肠。而现在我们更熟悉的脉候脏腑口诀是"左心小肠肝胆肾，右肺大肠脾胃命"，心与小肠为表里，左寸沉取候心、浮候小肠；肝与胆为

表里，左关沉取候肝、浮候胆；肾与膀胱为表里，左尺沉取候肾、浮候膀胱；肺与大肠为表里，右寸沉取候肺、浮候大肠；脾与胃为表里，右关沉取候脾、浮候胃；命门（心包）与三焦为表里，右尺沉取候命门、浮候三焦。左尺水生左关木，左关木生左寸火，左寸火接右尺火，右尺火生右关土，右关土生右寸金，右寸金生左尺水，生生不息；而左寸火克右寸金，左关木克右关土，左尺水克右尺火，左刚右柔；另左属阳，右属阴，左寸君火尊而在上，右尺相火卑而在下，君臣之道也。

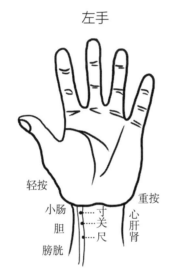
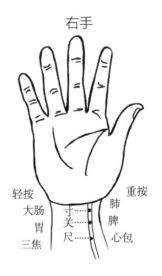

左手　　　　　　　　　右手

轻按　　　　重按　　　　轻按　　　　重按

小肠　　　　心　　　　大肠　　　　肺
胆　　寸关尺　肝　　　胃　　寸关尺　脾
膀胱　　　　肾　　　　三焦　　　　心包

8.足分候法

足为足三阴之始，足三阳之终。人体五脏六腑在足底都有对应的投影区，脚掌又有人的"第二心脏"之称。《黄帝内经》中早就有对足疗的记载，其他古书也有"春天洗脚，升阳固脱；夏天洗脚，暑湿可祛；秋天洗脚，肺润肠濡；冬天洗脚，丹田温灼"的描述。所以，中医历来很重视足部的保健和治疗。

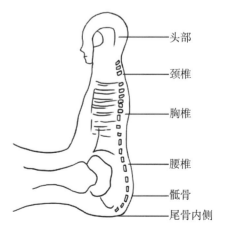

头部
颈椎
胸椎
腰椎
骶骨
尾骨内侧

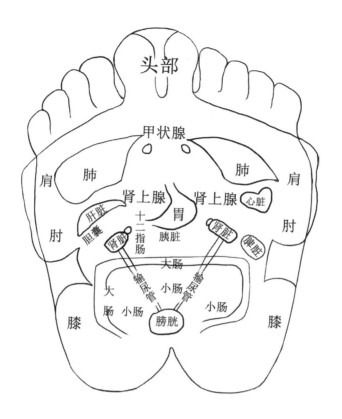

九、象数切脉之寸口候象

　　医易同源，天人合一，脏腑与易卦相配构成了人体与时空感应模型，形成了生命内外同构，反映了人体生命的时空属性，象与象相通，按照取象比类的方式，结合中医脏腑、经络学说，在辨证论治的基础上，创新了周易象数切脉疗法，依人体寸口脉对应脏腑经络的易卦属性，通过医者对特定脉部的指压切按，来调整患者脏腑经络功能，从而达到治疗目的。

　　先天八卦数乾一、兑二、离三、震四、巽五、坎六、艮七、坤八，这些先天八卦之数与人体脏腑经络的五行属性相对应：乾属阳金主大肠、元气，通手阳明大肠经，通阳气汇聚之督脉，先天数为1；兑属阴金主肺，通手太阴肺经，先天数为2；离属火主心、小肠，通手少阴心

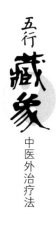
经、手太阳小肠经，先天数为3；震属阴木主肝、心包，通手足厥阴经，先天数为4；巽属阳木主胆、三焦，通手足少阳经，先天数为5；坎属水主肾、膀胱，通足少阴肾经、足太阳膀胱经，先天数为6；艮属阳土主胃，通足阳明胃经，先天数为7；坤属阴土主脾，通足太阴脾经，通阴经所汇聚之任脉，先天数为8。先天数0，为元气之数。而寸口为脉之大会，五脏六腑之气血皆行于寸口，又倚太阴肺脾之功，诸气又变见于寸口。寸口为五脏六腑血气之所终，亦为五脏六腑气血之所始，故于寸口操作，纠急极之偏，则可通调经络之气，和顺脏腑之运，可生死起厄矣。

以下以功能性消化不良为例进行说明。

肝郁气滞证象数处方：450.720。

操作手法及顺序为：切按左关、左关、双尺，右关、右寸、双尺。

方解：左关为震卦肝之位及巽卦胆之位，巽为胆，又有风之象，切按左关、左关、双尺以疏达肝之气；切按右关、右寸、双尺以取土生金"生我"之意肃降肺气，肝升肺降则气机可畅；双尺为宇宙之气（0为其数）所归处，切按其以调元阳。

肝郁脾虚证象数处方：370.380.530。

操作手法及顺序为：切按左寸、右关、双尺，左寸、右关、双尺，左关、左寸、双尺。

方解：左寸、右关、双尺取火生土之意，以补胃脾；切按左关、左寸、双尺，以"我生"之意，泻肝之郁火以疏肝；双尺为宇宙之气（0为其数）所归处，切按其以调元阳。

脾虚痰湿证象数处方为380.650。

操作手法为：切按左寸、右关、双尺，左尺、左关、双尺。

方解：切按左寸、右关、双尺以温脾化湿；左尺、左关、双尺以温肾助阳，助膀胱气化以利湿；双尺为宇宙之气（0为其数）所归处，切按其以调元阳。

饮食积滞证象数处方：370.780。

操作手法及顺序为：切按左寸、右关、双尺，右关、右关、双尺。

方解：切按左寸、右关、双尺取离火生阳土之意以健胃消食；按右关、右关、双尺以和调脾胃化积滞；双尺为宇宙之气（0为其数）所归处，切按其以调元阳。

寒热错杂证象数处方：370.530。

操作手法及顺序为：切按左寸、右关、双尺，左关、左寸、双尺。

方解：切按左寸、右关、双尺取火生土之意，以温脾胃之寒；切按左关、左寸、双尺，以"我生"之意，泻肝胆之热；双尺为宇宙之气（0为其数）所归处，切按其以调元阳。

参考《李中梓医学全书》及《医学入门》脏腑五行易卦配属，本人在临床实践中总结出寸口脉不同分部对应象数，具体内容见表3-5：

表3-5　寸口脉不同分部对应象数

寸口分部	脏腑分属	八卦配属	五行配属	象数配属
左寸	心、膻中	离卦	火	3
左关	肝、胆、膈	震、巽卦	木	4、5
左尺	肾、膀胱、小肠	坎卦	水	6、0
右寸	肺、胸中（大肠）	兑、乾卦	金	2（1）
右关	脾、胃	坤、艮卦	土	8、7
右尺	肾	坎卦	水	6、0

由医者对特定脉部指压切按进行治疗，每天早上9～11点（巳时）行周易象数切脉疗法治疗效果最佳。治疗者按照周易象数与寸口部各脏腑对应规律，制定象数处方，按照处方以传统切脉方式循按脉部进行切脉操作，以指腹在每个部位切按3次，操作频率为每分钟60～90次，力度以患者可耐受为度，控制在0.5～1.2kg，同时意念相应象数，意念象数处方，如处方为380.650，默读三八零，停顿1拍，六五零，

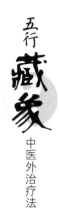

零拖3拍（意念方法参照李山玉主编的《中国八卦象数疗法》，每天1次，每次20分钟，3周为1疗程。

所以，我们遂根据辨证所得证型，以《周易》先天之数，行寸口切脉之法，调整患者脏腑功能的失和，转不平衡为平衡状态，达到阴平阳秘的目的，使其恢复健康，治病于举手之间。

十、红外热像图之象

红外热像技术（Infrared Thermography，IRT）是一门获取和分析来自非接触热成像装置的热信息科学技术，它利用红外扫描收集人体辐射出的红外热量，经计算机处理后，形成可视的红外热像图，并可测定人体温度的变化，以判断疾病的位置和性质。红外成像技术能够对人体进行空间定位和定量分析，获得人体连续的、动态的新陈代谢能量分布信息，进而可以达到探测疾病病位深浅、病情轻重和病变发展趋势。因此，可用于中医理论的阐释，作为中医临床诊治的影像学手段和工具，从中医的角度对人体进行整体状态的评估。

红外热成像所呈现出来的是一种"象"，目前我们依然无法从解剖学角度得出经络和穴位的组织结构，红外像技术能够对人体进行空间定位和定量分析，获得人体连续的、动态的新陈代谢能量分布信息。寒热（温度高低）是阴阳的表象，人体体表温度是体内阴阳状态的反映，正如张景岳所说："寒热者，阴阳之化也。"所以红外热成像这种"象"的观测，是对人体进行整体阴阳状态和对人体局部的阴阳、虚实、寒热、表里等相互间的规律进行观测。所以，该技术可用于中医理论的阐释，作为中医临床诊治的影像学手段和工具。

中医证候是人体生理病理状态的反映，具有内实外虚、动态时空和多维界面3个基本特性。而人体脏腑热态（能量状态），恰好能反映证候的这 3 种特性。首先脏腑热态在一定时空中是相对稳定的（内实），但对应的临床症状不确定（外虚），多种疾病可能有相同的热态特征，月经不调、宫寒不孕、肿瘤、尿毒症等不同疾病病例，都表现出下焦凉偏离现象（元阳亏虚）等。其次，每种证候的热态结构在脏腑、三焦、经络穴位等方面都有相关改变（多维界面），如大肠实热证红外热图，不仅在左右少腹表现热偏离，而且在大肠经、大肠俞穴位上都表现热偏离特征；每个人脏腑热态结构，在疾病过程中一段时期内相对固定，随病情发展、药物干预等因素影响，脏腑热态会发生变化。因此，运用红外热像技术检测人体的脏腑热态可以为中医证候辨识提供更为准确、客观的依据（见彩插 2）。

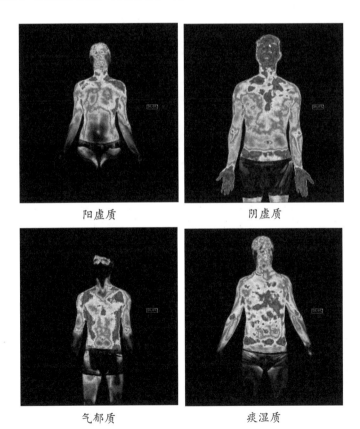

阳虚质　　　　　　　　　　　　阴虚质

气郁质　　　　　　　　　　　　痰湿质

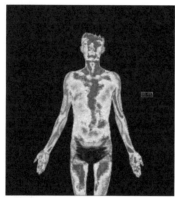

胆汁反流性胃炎

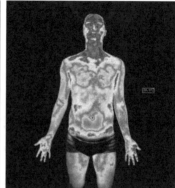

乙肝

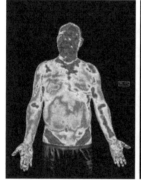

高血压

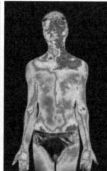
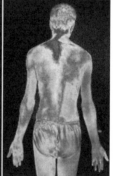

左右经气失衡

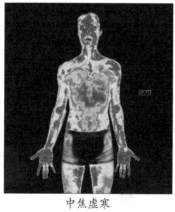

中焦虚寒

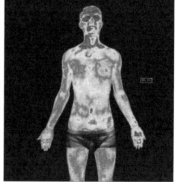

心阳不足

十一、五行十态体质状态之象

1. 五行十态体质

《黄帝内经》五运六气理论是以天人合一的整体观为指导，以阴阳五行理论为基础，以天干地支符号作为演绎工具，推论气候、物候、病候变化，探索自然现象与生命现象的共有周期规律。人生于天地之中，其生理特点、病理变化及体质特征的形成同样根植于天地的影响。因此，五运六气理论指导人体体质分类与评估具有科学及客观性。

所谓体质，即脏腑、经络、阴阳、气血等盛衰偏颇形成的素体特征。体质受母体孕期的体质状态、出生时运气格局和出生后天地的气运格局的影响。人的体质具有相对稳定性及可调性。当体质叠加了不同的气运格局时，它是动态变化的，表现为各种体质状态。因为不同运气格局对人体特定脏腑及经络的靶向影响不同从而造成了人体脏腑及经络的偏颇有差异，如壬戌年三之气出生的人在癸巳年一之气和二之气由于感受不同客气的影响而表现为不完全相同的体质状态。

五运六气对人体体质的影响是客观、动态变化的，而临床把握运气相关体质有一定困难。因此，在多年进行红外热图检测分析的基础上我们提出"五行十态"体质，即：木太过、木不及、火太过、火不及、土太过、土不及、金太过、金不及、水太过、水不及。

2. 五行十态红外热图之象

经络红外热像图将红外热成像检测技术与五运六气理论相融合，所捕捉到的是人体体质"先天格局"与检测当时天地气运相感应所形成的生理或病理状态的"象"，它不是固定不变的，而是随着年运更替及六气轮转而表现为各种平衡与不平衡状态的经络红外热像图。因此，它是一种融阴阳、脏腑、经络、气血、时空变化为一体的"象"。

（1）"运气本命阶段"经络红外热像图

不同个体在相同气运影响下具有相似的经络红外热像图特征，我

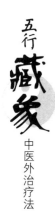

们称之为"运气本命阶段"经络红外热像图。当后天轮转的年运或六气与人体先天的"病理性"脏腑"同气相求"时，先天的体质特征将更凸显。如壬戌年四之气出生的人逢壬申（寅）年三之气和六之气阶段、癸巳（亥）年三之气和六之气阶段，先天的病理性脏腑将更易出现功能的偏颇，我们称之为"运气本命阶段"。相同"运气本命阶段"的人群具有相似的体质格局，即同一类"五行十态"体质特征，因此具有相似的经络红外热像图特征。

例如：2013 癸巳年一之气"运气本命阶段"经络红外热像图（见彩插 3）。

图1： 采集于 2013 年 3 月 21 日。邱氏，1970 年 7 月 25 出生（庚戌年大运燥金，克伐肝木，司天太阳寒水加临导致生气不振，四之气，客气风木，"木郁发之"耗伤肝肾精血、肝肺失和），患者自诉 2011 年 11 月始出现面部发热，午后明显。

图2： 采集于 2013 年 3 月 12 日。张氏，1961 年 1 月 28 日出生（辛丑年为"涸流之际"，肾精不充。一之气主气、客气均为厥阴风木，"春行春令"耗伤肝血肾精，肝生发太过反侮肺金致肝肺失和），患者自诉 2009 年始出现面部阵发性发热。

图3： 采集于 2013 年 3 月 20 日。梁氏，1972 年 10 月 21 出生（壬子年大运风木太过，五之气主气阳明燥金，客气相火，形成肝肺失和、肺肾失交格局），患者自诉 2012 年始出现面部发热，午后明显。

图4： 采集于 2013 年 3 月 6 日。刘氏，1984 年 1 月 17 日出生（癸亥年末之气，客气少阳相火，"冬行夏令"，碍精血阳气之封藏），患者诉自小面部发热。

图5：采集于 2013 年 3 月 20 日。曾氏，1955 年 9 月 16 日出生（乙未年大运金不足，四之气，客气相火），患者自诉夏季手足发热，动则汗出。

图6：采集于 2013 年 3 月 17 日。刘氏，1988 年 7 月 26 日出生（戊辰年大运火太过，四之气客气厥阴风木，木火相旺，肺肾亏虚），患者诉自小每于夏季、秋冬之交时面部、手足心发热，晚上明显。

图7：采集于 2013 年 1 月 24 日。刘氏，1959 年 10 月 20 日出生（己亥年大运土不及，五之气主气燥金，在泉之气为相火，坤土之阴不足，土不伏火，肺肾失交，肝肾精亏），患者自诉终日面部发热，午后明显，2012 年开始加重。

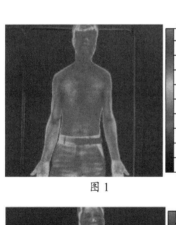

图 1

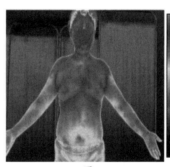

图 2

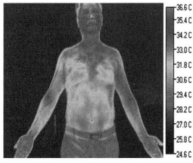

图 3

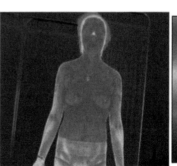

图 4

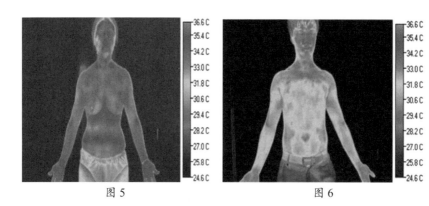

图 5　　　　　　　　　　　　　图 6

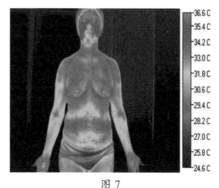

图 7

　　癸巳年（2013 年）一之气，司天为厥阴风木，主气厥阴风木，客气阳明燥金，形成"肝肺失衡、肺肾失交"的运气格局，当感应于那些先天体质格局中隐含此类特点的人群时，往往出现一类相似的临床症状。由经络红外热像图我们可看到其共性：面部呈高热态分布，伴或不伴手三阴经循经处的高热态分布。患者大多主诉：面部发热，或伴手足发热。因此，这类人群可归属为同一类"五行十态"体质，即金不及，而 2013 癸巳年一之气则为他们共同的"运气本命阶段"。

　　（2）"平和状态"的经络红外热像图

　　从经络红外热像图中我们观察到不同体质人群在年运更替、六气轮转过程中与天地之气相感应（或"得天之助"或"受天所刑"）而表现为阶段性的平衡或不平衡，所以平衡是相对的，没有绝对的平和体质，只有相对的平和状态。

肖氏，1967 年 11 月 28 日出生。

经络红外热像图 8 ～图 11 提示：督脉红外轨迹连续性尚可，各经脉循行处皮温较均匀。患者自诉无明显不适，表明在当前运气格局下体质状态表现为相对平和。

运气解析：壬辰年（2012 年）四之气，大运风木太过，客气厥阴风木加临。患者出生于丁未年，大运风木不足，末之气主气、客气均为太阳寒水，属于"五行十态"中的木运不及型，是生气欠振的体质特征。在当前运气格局下由于"得天之助"而表现为相对平和的体质状态。

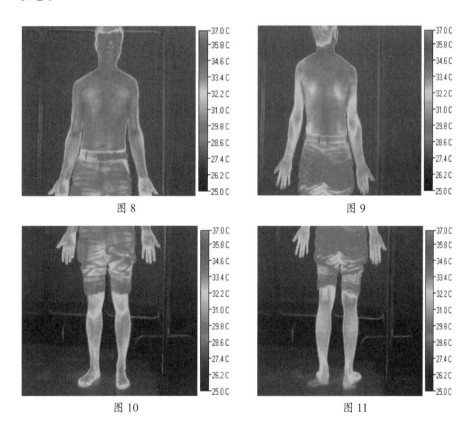

图 8 　　　　　　　　　　　　图 9

图 10 　　　　　　　　　　　图 11

图 8 ～图 11：采集于 2012 年 7 月 30 日（见彩插 4）。

"五行十态"是由主气、客气、司天、在泉，以及大运各种因素

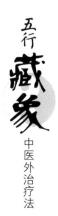

综合影响下形成的最终格局所决定的，是中医运气学对人体体质"象"的特征性归类而非粗浅的"数"的推演。当体质叠加了不同气运格局时，表现为各种动态变化的体质状态，而经络红外热像图作为一种融阴阳、脏腑、经络、气血、时空变化为一体的"象"，可以很好地揭示这一"动态藏象"的变化。对不同个体在相同气运影响下的"运气本命阶段"经络红外热像图的收集、分析可以帮助临床医生了解当下人体脏腑及经络病机的共性，对疾病谱中医病机的把握将更深刻更全面。对相同个体在不同气运影响下的"运气本命阶段"经络红外热像图的收集、分析可以帮助临床医生对患者体质进行更深刻、更科学的辨识，对其发病规律进行更有价值和前瞻性的预测。同时，通过动态的监测还可以更优化的指导临床治疗方案的制定及调整。我们将对"五行十态"体质经络红外热像图即十大类"运气本命阶段"经络红外热像图进行完善，建立"五行十态"体质经络图库，这将对中医"治未病"工作有重要的意义。

下篇

五行藏象外治疗法运用

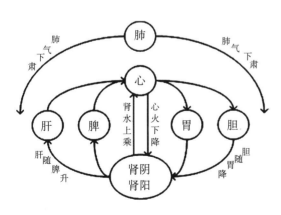

第一章　背俞指针疗法

一、概念阐释

背俞指针疗法是谢胜教授基于对"以俞调枢"的认识，经过多年临床实践及总结所形成的一种创新性的中医外治疗法。背俞指针疗法以指代针，通过对患者双侧足太阳膀胱经上的胃俞、脾俞、胆俞及肝俞等穴位进行点按操作的一种无创性治疗方法，其主要通过背俞穴—经络—脏腑调节方式发挥治疗作用。

《素问·举痛论》云："寒气客于背俞之脉，则脉泣，脉泣则血虚，血虚则痛，其俞注于心，故相引而痛。按之则热气至，热气至则痛止矣。"这充分印证了背俞指针疗法能够通过背俞穴—经络—脏腑发挥作用的机理。

二、理论渊源与理论构建

穴位点按技术可以追溯到人类尚未出现针具之时，它是古代人民勤劳智慧的结晶，它以腧穴学说为基础，以经络点按为主要治疗方式，能够有效地防治疾病。手指点穴法最早见于《素问·血气形志》："形数惊恐，经络不通，病生于不仁，治之以按摩醪药。"表明该法可用于治疗筋脉不通所致的麻木不仁，具有舒筋通络之效。《诸病源候论》中将医者用手指螺纹面轻按在体表上不动的手法，称之为"押法"，即点

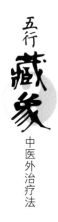

按法。《素问·举痛论》云："寒气客于肠胃之间，膜原之下，血不得散，小络急引故痛，按之则血气散，故按之痛而止。"《素问·调经论》云："寒湿之中人也，皮肤不收，肌肉坚紧，荣血泣，卫气去，故曰虚。虚者聂辟，气不足，按之则气足以温之，故快然而不痛。"均体现该类手法有温经散寒补虚止痛作用，可用于治疗腹痛、心痛等各种急慢性痛证。《肘后备急方》云："闭气忍之数十度，并以手大指按心下宛宛中取愈。"指出了以手拇指点按心下脐上的上、中、下脘穴，可行气导滞止痛，用于治疗急性脘腹痛。《医宗金鉴》云："按其经络以通郁闭之气郁……"王冰注《素问·血气形志》云："夫按摩者，所以开通闭塞，导引阴阳。"这说明点按法能通气开郁。

经络是人体运行全身气血、联络脏腑形体官窍、沟通上下的通道，人体的五脏六腑、四肢百骸、五官九窍、皮肉筋骨等组织器官，之所以能保持相对的平衡与统一，完成正常的生理活动，是依靠经络系统的联络沟通而实现的。经络系统在人体中纵横交错、沟通内外、联系上下，联系了人体脏与脏之间、脏腑之间、脏腑与五体、五官之间的联系，使人体成为一个有机的整体。

《灵枢·经脉》云："膀胱足太阳之脉，起于目内眦，上额交巅；其支者，从巅至耳上角；其直者，从巅入络脑，还出别下项，循肩膊内，挟脊抵腰中，入循膂，络肾属膀胱。"根据经脉循行路线，足太阳膀胱经与足阳明胃经在睛明穴相交。刺激背俞穴激发太阳经气后，循经络而使胃阳得充，以助相表里之脾阳，脾胃之阳气健运，自然可达到"补后天"之效。故刺激膀胱经有健脾胃、调补后天之功。

膀胱经居脊背，位于脊柱两侧，为五脏六腑阴阳之会，精气之注，经络气血之总归，膀胱经并于巅顶、颈项部与督脉相交，其经气与督脉的神庭、百会、风府、大椎、陶道等穴相交会。膀胱经气可通诸阳之会，通阳脉之海，通达阳气，贯通四肢百骸。背俞穴位于足太阳膀胱经脉上，为五脏六腑之气输注于背部，刺激相应背俞穴可直接调整对应脏腑功能。

皮部是十二经脉在皮肤的分区，它具有局部性和整体性两种作用，皮部对外界的变异具有调节和适应的功能，起着保护机体、抵御外邪的作用。由于皮部通过经络沟通和联系脏腑且他们之间相互影响，故疾病可以由表入里，也可以由里出表，因此刺激背部一定穴位、部位，便可以通过皮部—孙络—络脉—经脉，起到调整脏腑虚实、调和气血、通经活络及平衡阴阳的作用。

天有阴阳交泰，人有升降出入。脾胃为中土，脾升胃降，共同维系中枢气机运行正常，是五脏之气和全身气血津液升降出入的枢纽。脾胃功能正常，胃司受纳，脾主运化，一纳一运，气机调畅，化生精气，津液上升，糟粕下行，是以清阳上升、浊阴下降，气血津液敷布周身，人体则阴平阳秘，生命安和。早在春秋战国时代，《黄帝内经》对脾胃学说就已非常重视，其把脾胃看成生理活动的同一系统，具有升清降浊的作用。脾主升，有助于胃之降；胃主降，有助于脾之升，两者功能有机结合，互相协调，与其经络相互络属有密切关系。足阳明胃经循行从头走足，胃之经气由头至足，自上而下；足太阴脾经循行从足走胸腹，脾之经气从足至胸腹，自下而上。二者经络相互络属，互为表里，其经气上下相交，一升一降，共同维系着中枢气机的正常运行。脾胃气机不和，则脾不升，胃不降，清浊相干，胃气上逆发为哕呕、嗳气、反酸、腹胀或飧泄等，造成人体气机失常，气血运行不畅，气血生化受损，脏腑功能受累，百病遂生。胃肠居于腹侧，为任脉所经过，任降督升，任督脉的气机调和，升降有常，环周有序，是三焦气机协调的基础，也是脾胃等脏腑气机正常运行的内在动力。

基于以上认识，背俞指针疗法可以通过人体背俞穴调理人体枢机，从而达到"以俞调枢"的作用。其发挥作用的调节方式为背俞穴—经络—脾胃，可总结为以下两点：①皮部为十二经脉在皮肤的分区，在膀胱经背俞穴处施以一定手法，通过皮部—孙络—经脉系统，调节膀

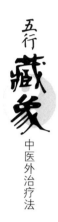

胱经的气血，因膀胱经与胃经的经气相通，膀胱经经气调和可令胃经经气通畅，胃气行降功能正常，胃脾互为表里，则脾气可升，脾胃升降功能正常；背俞穴为脏腑经气的输注之处，与相应脏腑经气关系紧密，在背俞穴处行背俞指针的操作，可直接调节相应脏腑的气血，改善脏腑功能，故经穴相合，共同调节脾胃的升降功能。②脾胃功能的恢复，重点在于对气血经络功能的调和。

三、现代研究进展与运用

医学研究表明，经络、腧穴部位蕴藏着丰富的神经和血管，刺激穴道会改变神经的兴奋性、改善血液循环和调节新陈代谢，促进病变部位组织细胞的恢复或再生能力，从而产生治愈疾病的效果。部分研究者表明穴位点按手法通过产生的酸、麻、重、胀的神经冲动传至大脑皮层时，人体组织器官或者神经系统能够释放出一些生物活性物质，这些化学物质对于改善血液循环，和及时清除致炎物质和酸性代谢产物具有重要作用。

1. 不寐

覃婧等将88例失眠患者随机分成两组。治疗组45例予柴胡桂枝干姜汤治疗，每日1剂，配合背俞指针疗法，每日1次。具体操作选取患者双侧足太阳膀胱经第一条侧线（脊柱正中线旁开1.5寸）背俞穴，自上而下，先后用按揉法、扪法及捏法进行操作，频率为120～160次/分钟，力度以患者能耐受为度，背俞指针治疗每日1次，每次20分钟，7天为1个疗程；对照组43例予阿普唑仑片口服，均以3周为1个疗程。治疗后发现治疗组总有效率为95.6%，与对照组79.0%相比疗效差异有显著统计学意义。

2. 出口梗阻型便秘

谢胜等将84例出口梗阻型便秘患者随机分为治疗组42例，对照组 42 例。对照组予口服聚乙二醇 4000 散剂，每日 1 袋，日 2 次，均在早餐及晚餐前 30 分钟服用。治疗组予背俞指针疗法治疗，选取的穴位有双侧肝俞、肺俞、脾俞、胃俞、大肠俞，治疗日 1 次，每次 30 分钟。治疗 2 周后发现治疗组治疗后与治疗前及对照组治疗后比较，肛门静息压、肛管最大收缩压、肛直肠初始感觉阈值、肛管直肠抑制反射阈值、直肠最大容量感觉阈值均降低明显。

3. 顽固性呃逆

税典奎用背俞指针疗法治疗顽固性呃逆 48 例，总有效率为 93.7%，选取穴位为天鼎穴，平补平泻，每侧持续点按 5 分钟，左右交替，每日 1 次，每次 30 分钟，疗程为 1 周。

4. 功能性消化不良

胡雄丽等用俞募指针治疗功能性消化不良 80 例，对于俞募指针配合口服中药治疗功能性消化不良总有效率为 95%，单纯中药治疗功能性消化不良总有效率为 80%。

四、五行藏象属性及应用

中医根据《周易》象思维建立了天人合一的"象"医学模型。"天"和"人"可以相互感应，生命活动表现于外的"象"，与自然万象应时变化之"象"是互通的。《素问·金匮真言论》云："东风生于春，病在肝，俞在颈项；南风生于夏，病在心，俞在胸胁；西风生于秋，病在肺，俞在肩背；北风生于冬，俞在腰股；中央为土，病在脾，俞在脊。""俞在脊"的脾，一而贯之，联系其余四脏，统摄整个脊柱相关疾病，故背俞指针疗法的五行象属性归为土。

我们应用经络红外热成像检测观察到在四时六气中，脾胃枢机主令阶段平和性经络红外热像图出现概率会明显增加，而病变经络的失衡状态在此阶段也会得到一定的纠正而趋向相对平衡，提示脾胃作为

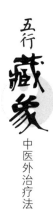

枢机在"以俞调枢"和五脏中的意义。肝应春、心应夏、肺应秋、肾应冬，而脾不独主于时，寄治于四时六气更替中，枢转天地气机而行春生、夏长、秋收、冬藏之令，调和人体五脏以生肝、心、肺、肾之神机。

故而临床上我们针对不同体质状态人群的五行偏颇程度，选取土象之背俞指针疗法"以象补藏""以俞调枢"，达到调理脾胃、调和阴阳之功效。

1. 功效及适用范围

（1）功效

以俞调枢，调和任督。

（2）适用范围

① 胃食管反流病、慢性胃炎、功能性消化不良、消化性溃疡、肠易激综合征、功能性便秘、溃疡性结肠炎、功能性腹痛、慢性肝炎、慢性胆病等消化系统疾病。

② 睡眠障碍综合征、更年期综合征、焦虑抑郁、慢性疲劳综合征等。

③ 过敏性鼻炎、上呼吸道感染、慢性支气管炎、支气管哮喘等呼吸系统疾病。

④ 痛经、子宫肌瘤、慢性盆腔炎、乳腺增生、不孕症等妇科疾病。

⑤ 软组织损伤、关节积液、肩周炎、颈椎病、腰椎间盘突出症等筋骨病。

⑥ 汗证、厌食、遗尿等儿科疾病。

2. 操作规程

受试者采取端坐位或俯卧位，保持安静休息 15 分钟后开始实施治疗，施术者于患者脊柱双侧足太阳膀胱经胃俞、脾俞、胆俞及肝俞等穴位进行治疗。

相同穴位按由左至右顺序，不同穴位按由下而上顺序，以拇指指腹在每个穴位按照先点按 1 分钟，后按揉 2 分钟的手法操作，操作 3 分钟／穴，其中 90～120 次／分钟为补法，121～160 次／分钟为泻法，力度以患者耐受为度。每天 1 次，每次 20 分钟。

3. 禁忌证

（1）急危重症者，如急性传染病及脏器功能衰竭者。

（2）心脏病、重症骨折患者。

（3）孕妇。

（4）饱食、饥饿状态下。

五、典型案例

案例 1

邓某，女，45 岁，2017 年 3 月 24 日初诊。

主诉：反酸、烧心 2 年余。

现病史：患者 2 年余前出现反酸、烧心，外院确诊为"胃食管反流病"，予"雷贝拉唑钠肠溶片"抑酸治疗，但症状反复发作，遂来诊。刻下症见：反酸，烧心，心烦急躁，情绪不畅，失眠多梦，困倦乏力，肩背酸痛，大便稀溏，舌淡苔白，脉弱。

诊断：吐酸证（脾胃气机升降失调）。

治则：健脾和胃，降逆平冲。

治法：施予背俞指针疗法（点按肝俞、膈俞、胃俞、脾俞各 5 分钟），每次点按 20 分钟，2 周为 1 疗程。

经治疗 1 个疗程后上症明显改善，2 个疗程后上症告愈。

按：脾胃同属中焦，脾主升清，胃主降浊，互为表里，为中焦气机升降之枢纽，升降有序才能气机调畅。患者平素情绪不畅，肝气失于条达，木郁克脾犯胃，气郁生热，胃热郁而上犯作酸；郁怒伤肝，

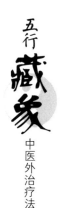

肝失疏泄，肝气郁结，横逆犯胃，日久郁而化热，肝胃蕴热，胃气挟热上逆而见反酸烧心、心烦急躁；脾胃虚弱，木郁土湿，运化失职而见大便稀溏。故行土象之背俞指针，以"胃俞、脾俞、胆俞、肝俞"为作用点，激发任督二脉经气交会，而达到改善脾胃、肝胆枢机不利的状态，恢复脾升胃降之能，则反酸烧心可愈。

案例2

张某，女，62岁，2016年5月27日初诊。

主诉：失眠3个月。

刻下症见：难入睡，易醒，多梦，每日睡眠时间不足4小时，心慌易惊，口干口苦，头晕，腰酸体乏，心烦易怒，下肢冷，大便干硬难解，纳差，食则腹胀，舌红、苔薄白，左寸脉浮数，右尺脉沉细。

既往史：既往有高血压病史。

诊断：不寐（心肾不交，阴阳失和）。

治则：交通心肾，养心安神。

治法：予背俞指针疗法（点按督脉、膀胱经5分钟后，重点点按心俞、肝俞、膈俞、脾俞、肾俞各5分钟，补脾俞、肾俞，泻心俞、肝俞、膈俞）以调心肾枢机。

半月后，上症告愈。

按：医易同源，《易经》曰："天地交而万物通，上下交而其志同。""交"是一个非常重要的概念，有"通气""结合"的意思，代表吉兆、泰卦；"不交"代表凶兆、否卦。子时一阳生，阳气由坎中生发，并启动真阴沿督脉上升，上济于心脑，升已而降，极则一阴生，真阴引诸阳及君火沿任脉下降于肾，坎离既济，心肾相交则寐安。患者年老，天癸竭，肾中精气将绝，肾水亏，不能上济于心，致心阴虚则阴不制阳，心阳偏亢，心火内生而上炎，此为心火旺之象；心火炽盛，不能下交于肾，水火不济，心阳偏亢，心神不宁，故而不寐。肝主藏血，肾主藏精，精血同源，肾精不足，则肝血源竭，则无力摄魂，故患者多梦而易醒。肾阴不足，阴不敛阳，阳气浮于上，不能潜藏于肾，故左寸脉浮数，此为肾阴不足，心火炎上之象；肾中之火弱，故右尺脉沉，此为肾水亏之象。

足太阳膀胱经与肾经相表里，肾经一支从肺别出，络心，注胸中，交于手厥阴心经，督脉与膀胱经是传输精髓气血入脑的重要通道，是心肾相交的关键，督脉通则气血通，通则交也，心肾交则寐安。本案患者通过背俞指针疗法以交通上下，调畅脏腑气机、活血通络，使心肾相交，以达阴平阳秘、神安助眠之效。

参考文献

[1] 周华龙，周伟，曹庆湘.推拿镇痛法的临床应用与研究 [J].按摩与导引，2003，12（6）：19.

[2] 谢胜，覃婧，周晓玲，等.柴胡桂枝干姜汤联合背俞指针疗法治疗肝郁脾虚型失眠 45 例 [J].辽宁中医杂志，2013，40（9）：1844-1845.

[3] 谢胜，韦金秀，周晓玲，等．背俞指针疗法治疗出口梗阻型便秘 42 例 [J].山东中医杂志，2014，33（9）：752-753.

[4] 税典奎，谢胜，陈峭，等.指针疗法联合利多卡因治疗顽固性呃逆 46 例临床观察 [J].时珍国医国药，2013，24（4）：887-888.

[5] 胡雄丽，谢胜，周虹，等.俞募指针治疗功能性消化不良临床观察 [J].四川中医杂志，2012，30（3）：117-118.

[6] 谢胜，刘园园，梁谊深，等.四象脾"土"模型及其在四时六气"以枢调枢"和五脏的应用 [J].世界中医药，2015，10（8）：1177-1181.

第二章　背俞砭石疗法

一、概念阐释

砭石疗法亦称砭术、砭疗，起源于石器时代，采用不同质地和形状的石头为介质，以中医理论为指导，运用不同的手法刺激体表经络、穴位等，进而调和人体阴阳、气血、脏腑功能，达到战胜疾病、恢复身心健康的目的。《说文解字》说："砭，以石刺病也。"《山海经》有"医源于砭"之说。

人体五脏六腑之气皆输注于腰背部的背俞穴，基于此，我们结合谢胜教授"以俞调枢"的理论研究，提出"背俞砭石疗法"，借砭石之特性，以脾胃为中枢，借由经络的传导，通过不同的手法作用于相应的背俞穴，使脾胃枢机升降相宜，脏腑气机出入有序，进而达到阴平阳秘、生命安和的状态。

二、理论渊源及历代演变

砭石疗法是一种用石器治疗疾病的方法，其起源已难以考证，但可以确定的是砭石在石器时代便已存在。石器时代的人类最主要的特征，一是火的使用，二是石制工具的产生及应用。这时期的人类总结了与疾病斗争的经验，如为缓解因饮食不当引起的腹痛，可将温热的石头置于腹部；为缓解肢体关节的疼痛，用一定形状的石头刮擦叩压体表；用有刃口的石头切割排脓治疗痈疡等。人类将这种无意识的自发行为加以总结，逐渐形成了砭石疗法，这是人类几千年来在与疾病斗争中积累起来的宝贵经验，是世界上最早的治疗方法之一。

当文字出现以后，有关砭石的记载日益增多，现存最早的关于砭石的记录是马王堆汉墓《帛书·脉法》中"用砭启脉必如式，痈肿有脓，则称其大小而为之砭"，对此有学者认为经脉是在施砭治疗疾病过程中发现的，即"以砭启脉"。《黄帝内经》多处提及砭术，《灵枢·玉版》中载："故其已成脓血者，其惟砭石铍锋之所取也。"《灵枢·痈疽》曰："发于膝，名曰疵痈，其状大痈，色不变，寒热而坚，勿石，石之者死，须其柔，乃石之者生。"《素问·异法方宜论》云："故东方之域，天地之所始生也……鱼者使人热中，盐者胜血，故其民皆黑色疏理，其病皆为痈疡，其治宜砭石，故砭石者，亦从东方来……中央者……其治宜导引按跷，故导引按跷者，亦从中央出也。"将砭、药、针、灸、导引按跷划分为各成一脉的独立医术，也阐述了砭术的适应证和禁忌证，形成了一套较完整的砭术体系，共同构筑了完整的中医体系。在史书《史记·扁鹊仓公列传》里有这样的记载："疾之居腠理也，汤熨之所及也；在血脉，针石之所及也；其在肠胃，酒醪之所及也……"又记载扁鹊"使弟子子阳砺针砥石，以取外三阳五会"以治疗太子尸厥。这是最早应用砭术治病的医案，阐述了砭石治病的适应证，即用之治疗血脉之疾。《五十二病方》中记载了砭石的两种应用：一是以砭石直接在皮肤上施术（刮、刺等），可治癞；二是以砭石做热熨，可治痔。

自东汉以后，由于针具的出现，导致了砭石疗法逐渐被边缘化，但砭石所特有的物理性质及其对人体产生的作用是针所望尘莫及的，砭石从来没有在历史长河中消失。随后的年代，众多医家还在不断丰富砭石的作用，如金元四大家之一、攻邪派代表张从正在《儒门事亲》中将砭石列为解表时所用汗法中的一种方法："针刺砭射，导引按摩，凡解表者，皆汗发也。"元代名医罗天益《卫生宝鉴》中"上热下寒治验篇"记载："一患六旬有七，头目赤肿而痛，耳前后肿尤甚，胸中烦闷，咽嗌不利，身半以下皆寒，足胫尤甚……"罗氏认为此乃"上热下寒证"，热在上，以砭刺法放血泻热，寒在下，灸气海、三里以导热气下行，治足肘冷。明清时期，砭石疗法虽逐渐失去其主导地位，但其仍有发展，如明代汪机的《外科理例》中有一案"一人年逾五十，患已五日，燃肿大痛，赤晕尺余，重如负石，势炽……遂先砭赤处，出黑血碗许，肿痛背重皆去，更敷神效散及仙方活命饮二剂，创口及砭处出黑血而消"。清代张振鋆在《厘正按摩要术》中将砭术作为其二十八法中的一法："一砭赤游丹也。丹毒赤肿，先以水漱口，恶血各聚一处，用细瓷一片击碎取锋芒者，将箸头劈破夹定，以线缚之，左手二指捻定，右手各取一箸将锋芒对恶血处，轻轻击破，血出后以玉红膏封之。"民国时期出版的《砭经》中写道："砭之诀：一曰点，点非针也，点其中而不必刺其体；二曰熨，熨似灸也，熨其外而不必灼其肤；三曰摩，摩即按也，摩其周而不必振其骨。"讲述了砭石的几种用法并概括了施术要点。又云"水者，温石于水，以保其热也""火者，煨于灰，以传其热也"，介绍了加热砭石的水、火的具体操作方法。

这些零散的文献在一定程度上丰富了砭石疗法的内容，但仍然未能完整地将砭石疗法传承下来。直至 20 世纪 90 年代，耿乃光教授寻遍全国，发现了一种古称泗滨浮石的岩石，将其制成砭具对人体进行治疗，并在研究中发现，泗滨浮石制成的砭具除传统的力学刺激外，还有超声刺激和远红外辐射效应。耿乃光教授等参照出土的砭具结合当代民间石疗工具，加以改良，制作了砭块、砭砧、砭尺、砭棒、砭锥、砭球、砭轮和砭滚等多种新砭具，并总结出适合现代人的新砭术 16 法：感、压、滚、擦、刺、划、叩、刮、扭、旋、振、拔、温、凉、闻、挝，从而使失传近 2000 年的中医砭石疗法得以重生，并建立起为现代人进行医疗保健服务的新砭石疗法。

三、现代研究进展与运用

现代砭石疗法是采用耿乃光教授发现的泗滨浮石作为砭具的一种新砭石疗法。现代研究显示泗滨浮石作为砭具佳石的石料有三个重要优势，具体如下：

1. 成分方面

泗滨浮石是一种无毒、无害、无放射性的微晶石灰岩，含有几十种人体所需的元素，其中有已被确认与人体健康和生命有关的必需矿物元素，如铁、铜、锌、钴、锰、铬、硒、碘、镍、氟、钼、钒、锡、硅、锶、硼、铷、砷等。主要成分为方解石、黄铁矿、石墨、锐钛矿、少量石英及黏土矿物等。其天然放射性核素镭 –226、钍 –232、钾 –40的放射性比活度内照射指数和外照射指数都很低。内照射指数为新国家标准 A 类石材限量的 1/23，外照射指数为新国家标准 A 类石材限量的 1/30。泗滨浮石中铅、镉、铬、汞、砷 5 种国家标准规定限量的有害物质的含量也都很少。铅含量为国标限量的 1/32，镉含量为零，铬含量为国标限量的 1/16，汞含量为国标限量的 1/100，砷含量为国标限量的 1/50。含有多种有益于人体的矿物元素，而放射性物质含量完全符合新的国家安全标准，尤其适合作为制作砭具的岩石。

2. 结构方面

泗滨浮石手感涩中有滑、硬中有软、凉中有温，用显微镜观察具有微晶结构，其微晶颗粒小于 0.03mm，体积含量占 99% 以上，质地细腻与人体摩擦使人感到舒适。

3. 效果方面

泗滨浮石对人体有独特的生物物理效应，声发射（AE）检测表明泗滨浮石与人体摩擦能产生大量超声波脉冲，砭石超声脉冲频率在

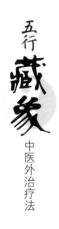
20～2000kHz，用砭石刮擦人体时产生的平均超声波脉冲达 3698 次，具有较深的穿透性，有改善微循环、清热排毒和消除脂肪等作用；另外，泗滨浮石产生的红外辐射频带极宽，波长超过 15μm，这是唯一进入极红外范围的岩石，砭石所发出的远红外波谱范围与人体经络中存在的红外能量窗的频率范围 9～20μm 相吻合，因此砭石发出的能量可以直接在经络中传感，起到温通经络作用，能使人和动物局部增温。

四、背俞砭石疗法之五行

泗滨浮石质温，其独特的感应增温效应，在与人体接触的过程中，可以温补鼓舞体内阳气。阳生气与火，泗滨浮石有温煦作用，似火之炎上，故泗滨浮石有火之特性。然砭石者，金石之属，"金曰从革"，其质重镇，其性沉降。泗滨浮石具有石类重镇沉降之性，用于外治可收安神定惊之效。故砭石者，不仅具有火之温煦作用，尚有金之沉降作用，五行特性可概括为"金中火"。中央为土，病在脾，俞在脊，实辅四时出入。故背俞砭石疗法，五行属性为"火、土、金"。

五、基于"以俞调枢"的背俞砭石疗法应用

《素问·金匮真言论》云："东风生于春，病在肝，俞在颈项……中央为土，病在脾，俞在脊。"俞在脊的脾土即足太阳膀胱经。足太阳膀胱经与督脉有密切的联系，可调节其他经脉及其脏腑气血。其中，具有脾土枢机作用最强的当属足太阳膀胱经的背俞穴。背俞穴，又称十二背俞穴，是脏腑经气输注于背腰部的腧穴，位于足太阳膀胱经的第一侧线上，大体依脏腑位置而上下排列，依次为肺俞、厥阴俞、心俞、肝俞、胆俞、脾俞、胃俞、三焦俞、肾俞、大肠俞、小肠俞、膀胱俞。背俞穴在临床上的应用很广泛，联系其余四脏，统摄整个脊柱

相关疾病，故背俞穴的五行属性归为土。针对脏腑气机失衡，调理不同背俞穴枢转相应脏腑气机，从而冲和脏腑经气。

砭石疗法作为一种穴位刺激疗法，其通过点按刺激穴位，熨烫温经通络，摩运疏经活络，以达到弥补脏腑阴阳之不足，通过经络内连脏腑的功能对脏腑进行调节，使之达到"阴平阳秘"的状态。谢胜教授认为，五行相生，木火土金水能够循环无端，正是得益于四象脾"土"之枢机在四时六气更替中不断发挥"启而承之"再"承而启之"的功用，因而，通过干预"土"的枢机作用调整四时气机的失衡，达到防病治病的效果。通过干预脾土的枢机，发挥脾土冲和之气，使十二经气达到权衡之态，从而达到防病治病的目的。背俞砭石疗法选用具有土枢作用的背俞穴，通过缓和长效的刺激，枢转经气转化来复。

1. 功效及适用范围

以泗滨浮石为材质的砭具被广泛应用于临床外治中，结合医家的研究报道和临床经验的总结，将其功效及适用范围归纳如下：

（1）温助阳气，养筋荣脉

泗滨浮石质温，借由其独特的增温效应，可以温补和鼓舞机体内阳气，中医认为"阳气者，精则养神，柔则养筋"，因此对气血亏耗、不荣筋脉等证所致的慢性神经肌肉病变有良好的治疗作用。

（2）宣导气血，疏通经络

泗滨浮石针对气血运行有"吸引"并"推动"的作用，配合适当的手法，可以达到很好的行气活血的效果。适用于以气血阻滞、经络不通为主证的疾病，如颈肩腰腿痛、血管性头痛、软组织损伤等。

（3）祛瘀止痛，清热消肿

泗滨浮石在实热证、瘀证中，可以有效吸收机体过多的热量，并将其转化为对人体有益的远红外辐射，对红、肿、热、痛的炎症反应及扭挫伤表现出良好的治疗作用。

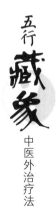
（4）潜阳安神，止悸定惊

泗滨浮石乃是石料，具有石类重镇沉降之性，借其肃降之力，可以助机体收敛，安神定惊。常用于头痛、失眠、脏躁、焦虑等。

2. 背俞砭石疗法之补泻

（1）手法的轻重与缓急

根据手法不同，其补泻的一般规律是：轻手法缓动为补，重手法急动为泻。背俞砭石疗法治疗当中，以较柔的手法作用于机体浅表层次（卫分），可以鼓舞和助益阳气，运行气血，配以平缓的手法节律，又可助卫分阳气入内温养经脉，起到"补"的功效。而当以较重的手法作用于机体深部（营分），甚至深入筋骨之间时，配合高频率的手法，可驱使邪气外出，起到"泻"的作用。

（2）温法与凉法的使用

砭石温法是指将砭具加热后作用于一定穴位或部位，借温度以助泗滨浮石独特的增温效应，起到补益和鼓舞阳气的作用，属于补法。温法常选用背俞穴、募穴或其他具有补益作用的穴位。

砭石凉法是将砭具温度降低至一定程度后，置于人体一定部位施治。凉法有泻实补虚之功。泻者，适用于外感热证或热毒壅阻于经络之证，具有清散热邪的作用；补者，有调补肺肾之功，适用于肺肾两虚之证。部位选择以相应经穴或局部患处为主。

（3）顺经与逆经

背俞砭石疗法操作中存在"顺经为补，逆经为泻"的一般规律，与针刺和推拿的规律相似。根据经络气血的流注情况，治疗时以一定的手法顺序来实施补泻。顺着经气以益其不足为补，逆着经气以损夺其有余为泻。

3. 操作规程

（1）砭具选择

背俞砭石疗法主要操作于背部腧穴，故在砭具的选择上应满足以下几点要求：

① 砭具是直接在人体体表进行按摩，故边缘应是钝边（边厚大于3mm），以不刮伤人体皮肤为限。

② 砭石的形状、大小应便于施术者抓握，以便安全、有效地进行操作。

③ 因病情的不同，可能需要将温或凉的砭具置于穴位上，故砭具应有一定的平整面积，可将穴位覆盖。

（2）常用砭石手法

砭石治疗手法多种多样，根据不同疾病，临床多综合使用。因背俞砭石疗法主要针对背俞穴，故在手法的选择上主要有以下几种：

① 推刮法：用砭具的宽钝部紧贴于背俞穴上，做来回短直线或圆圈形的推刮。手法轻缓柔和，力度均匀，不可速度过快和用力过猛，作用力在皮肤及皮下组织。此法作用温和舒适，可疏风散寒，解表化湿。

② 点按法：用砭具的圆钝凸出部着力于背俞穴上，逐渐垂直向下用力。此法作用渗透力强，可深层次刺激脏腑经络，调节气血阴阳平衡。

③ 揉法：用砭具的圆钝凸出部附于背俞穴上，做轻柔缓和的回旋揉动，带动该处的皮下组织。此法可松解肌肉痉挛，缓解疼痛。

④ 弹拨法：操作时，先用砭具作用于相应的背俞穴上，适当用力拨动穴位处痉挛僵硬的肌肉，再带动肌肉迅速弹起，以有酸麻胀感为度，将僵硬的肌肉松解至柔软为宜。此法对可缓解肌肉的疲劳和僵硬，有剥离粘连、疏通经脉等作用。

（3）手法操作原则

手法应用时，应诊断明确，排除禁忌证，力度由轻柔逐渐加大，不可粗暴猛力；先将刮、擦、推等轻柔手法作用于背部腧穴，在操作过程要时刻关注患者的反应，寻找"反应点"；继而"以痛为腧"，在痛点或结节、条索上，进行点、揉、弹拨等较刺激的手法。以循经治疗为主，每次治疗约30分钟，1日或隔日1次，10日为1个疗程。

4. 注意事项

（1）治疗需因人、因病、因时制宜，严格辨证施治。

（2）治疗后施治部位皮肤可出现红晕、汗出等现象，属于正常反应，嘱患者注意保暖，防止外邪入侵。

（3）注意避免烫伤及不良反应的发生。

（4）在操作前须对砭石清洁消毒，操作者亦要洗手并消毒，并检查砭具是否有缺损、断裂，如有损坏应及时更换。

六、典型案例

案例1

张某，女，45岁。

主诉：反复焦虑不安3月余。

现病史：患者诉3个月前因工作繁忙后感焦虑不安，烦躁郁闷，心慌、胸闷，入睡困难，睡则眠浅，燥热盗汗，梦多，多噩梦，平素感乏力，肩背酸累，胃纳不香，偶有腹胀，二便尚可。舌淡红，舌尖红，苔薄黄，脉左弦细微数，右微弦，尺脉沉弱。

既往史：无特殊。

过敏史：未发现。

月经史：近3个月量少，色红，提前7～10天不等，经期头晕、腰酸、易感。

诊断：中医诊断：脏躁（肝肾阴虚）。

西医诊断：焦虑状态。

治则：滋补肝肾，养心安神。

治法：背俞砭石疗法（取足太阳膀胱经背俞穴：心俞、膈俞、肝

俞、脾俞、肾俞）。

操作：患者取俯卧位，充分暴露背部，在患者背部擦适量润滑介质。①用砭石板从患者颈部沿足太阳膀胱经及督脉由上至下行推擦、刮法，力量由轻渐重，疏通颈项部、背部经脉气血。②用温热的砭石板点压双侧背俞穴（心俞、膈俞、肝俞、脾俞、肾俞），重点刺激心俞、肝俞、脾俞、肾俞。每次治疗 20 ~ 30 分钟，每日 1 次，10 次为 1 个疗程。

砭石疗法治疗 1 个疗程后，患者焦虑症状较前减轻，入睡困难明显缓解，睡眠质量改善明显，少梦，仍有些许乏力感，肩背酸累、胃纳较前改善，无腹胀，二便尚可。继续予砭石疗法（取足太阳膀胱经双侧五脏背俞穴、膈俞、胃俞）治疗 1 个疗程，诸症续减，后经调治月余，病愈。

按： 脏躁者，精神忧郁、烦躁不安、哭笑无常、频作呵欠等，体质因素是其发生的关键。素体虚弱，而又多忧善感，积久伤心，或劳倦伤脾，心脾亏虚，则精血化源不足；或因久病伤阴，或产后血亏，致使精血内亏，五脏失养，五志之火内动，上扰心神所致。妇人脏躁，但见其悲伤欲哭，犹如神灵所作，现出心病；又见其数欠喜伸，现出肾病。所以然者，五志生火，动必关心，阴脏既伤，穷必及肾是也。此为妇人脏躁，与五脏密切相关，主以肝、肾、心三脏受累及气血失调而成。

患者张某因工作劳累，暗耗精血，工作繁忙，压力大，致心、肝、肾三脏亏损，肝肾阴虚，阴亏而火太过，气郁而神不安，施以砭石，联上下水火之气，而交会于中土，以滋补肝肾、养心安神，使气血调顺，阴平阳秘，神安而静。督脉为阳脉之海，总督一身之阳气，足太阳膀胱经上分布着五脏六腑的背俞穴，主治五脏六腑病症和相关组织器官病症。治疗中，选取双侧背俞穴（心俞、膈俞、肝俞、脾俞、肾俞），砭石点压揉按并且留置，用寒凉的圆形砭板从颈部沿足太阳膀胱经及督脉行推擦法，在振奋体内的阳气、调节五脏气血的同时，借由石类肃降收敛、镇静安神之性，使五脏安和，气血调畅，阴平阳秘，神安则静。

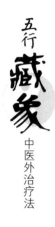

案例 2

冯某，女，42 岁。

主诉：乏力疲劳感、全身酸累半年。

现病史：患者自觉乏力疲劳感、全身酸累半年，伴有注意力不集中，四肢肌肉酸痛，后枕部疼痛，情绪易激动，食欲低下，寐差，难入睡，易醒，大便 1 ～ 2 日一行，难解，小便调。舌质淡，苔薄白，有齿痕，脉沉细。

既往史：无特殊。

过敏史：未发现。

月经史：近 3 个月量可，色淡，经期腰酸、乏力疲劳感加重。

诊断：中医诊断：虚劳（脾气亏虚）。

　　　　西医诊断：慢性疲劳综合征。

治则：益气健脾。

治法：背俞砭石疗法（取足太阳膀胱经背俞穴：肺俞、心俞、肝俞、脾俞、肾俞）。

操作：患者取俯卧位，充分暴露头颈、背部，在患者背部擦适量润滑介质。①用砭石板从患者颈部沿足太阳膀胱经及督脉行推擦、刮法。②将温热的砭石板点压背部背俞穴，并留置于双侧五脏俞（肺俞、心俞、肝俞、脾俞及肾俞）。每次治疗 20 ～ 30 分钟，隔日 1 次，10 次为 1 个疗程。

1 个疗程后患者乏力疲劳感、全身酸累、肌肉疼痛、后枕部疼痛明显好转，注意力较前集中，情绪有好转，食欲睡眠均有改善。继续治疗 1 个疗程，患者偶有劳累后乏力、疲劳感，休息可缓解，余无特殊不适。1 个月后随访，患者诉无明显不适症状。

按： 虚劳者，病位可及五脏，尤以脾、肾、肝三脏为多见。证型多有脾气亏虚、肾精不足、脾肾阳虚及肝郁气滞等，乃本虚标实。患者为商贾人士，因工作劳累，所欲过多、所劳过甚致脾胃内伤，脾为气血生化之源，脾气虚弱，生血不足，致气血亏虚。予砭石疗法治疗，取足太阳膀胱经和督脉，能充分振奋体内阳气，调节全身气血，鼓舞正气，起到调阴阳、理气血、和脏腑、通经络、培元气的治疗作用，使五脏安和，气血调畅，最终达到消除疲劳、强健精神的功效。

案例3

韦某，男，32岁。

主诉：反复头晕3天。

现病史：患者诉3天前因情绪激动后感头晕，以两侧颞部为主，太阳穴搏动感，伴恶心、呕吐2次，量少、为胃内容物，无恶寒发热，无口眼㖞斜，无视物旋转，无肢体麻木，无肢体活动障碍。胃纳一般，二便无殊，夜寐欠佳。舌红，苔黄，脉弦滑微数。

查体：体温37℃，脉搏87次/分钟，呼吸20次/分钟，血压180/112mmHg。

辅助检查：心电图示窦性心律；头颅及颈椎CT平扫未见明显异常。

既往史：无特殊。

过敏史：未发现。

诊断：中医诊断：眩晕（肝阳上亢）。

　　　　西医诊断：高血压病3级（高危组）。

治则：平肝潜阳，滋养肝肾。

治法：背俞砭石疗法（取足太阳膀胱经背俞穴：厥阴俞、心俞、膈俞、肝俞、脾俞、肾俞）。

操作：患者取俯卧位，充分暴露头颈、背部，在患者背部擦适量润滑介质。①用砭石板从患者颈部沿足太阳膀胱经及督脉行推擦刮法。②将寒凉的砭石板点压颈背部背俞穴，并留置于双侧五脏俞（厥阴俞、心俞、膈俞、肝俞、脾俞、肾俞）。每次治疗20～30分钟。隔日1次，

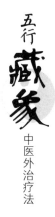

10次为1个疗程。

1个疗程后患者无头晕，血压波动在（130～145）/（94～103）mmHg。继续巩固治疗1个疗程，患者一般情况可，血压波动在（114～127）/（82～93）mmHg。

按：患者素体阳盛，肝阳上亢，因长期忧郁恼怒，气郁化火，使肝阴暗耗，风阳升动，上扰清空，发为眩晕；或肾阴素亏，肝失所养，以致肝阴不足，肝阳上亢，发为眩晕。予砭石疗法治疗，取膀胱经，用砭石板推刮、点按，轻泻肝胆重补肾，使肝肾正常行枢纽之升降，使上亢之阳热得清，不足之肝肾得补，清中有补，虚实皆宜。诸穴合用，共奏平肝潜阳、滋补肝肾之功，使眩晕患者气血阴阳失调状态恢复平衡，脏腑功能恢复正常，经络通畅。

参考文献

[1] 孟竞璧.砭石学[M].北京：中医古籍出版社，2006.

[2] 谢胜，周晓玲，侯秋科，等.中医"以俞调枢"外治法及其应用探讨[J].国医论坛，2012，27（2）：13-14.

[3] 耿乃光.新砭石疗法[M].北京：学苑出版社，1999.

[4] 张维波.砭石物性的生物物理学效应与医学安全性分析[C]//中国针灸学会砭石与刮痧专业委员会.2006全国砭石与刮痧疗法学术研讨会论文汇编.北京：中国针灸学会，2006.

[5] 费伦，承焕生，蔡德亨，等.经络物质基础及其功能性特征的实验探索和研究展望[J].科学通报，1998，43（6）：658-672.

[6] 谢衡辉,谷世喆.新砭石疗法作用特点[J].中国针灸,2002,22(1):55-56.

[7] 谢衡辉.小议砭石疗法补泻[C]//中国针灸学会砭石分会筹委会.首届全国砭石疗法学术研讨会论文集.北京：中国针灸学会砭石与刮痧专业委员会，2001.

第三章　四象脾土小儿推拿

一、概念阐释

小儿推拿疗法，是中医推拿疗法的一个重要分支，是建立在中医学整体观念的基础上，以阴阳五行、脏腑经络、卫气营血等学说为理论指导，运用各种手法刺激小儿体表一定部位或特定穴位，以提高机体自然抗病能力的一种治疗方法。

依据谢师"以象测藏""取象补藏"及"五行制化"等理论，总结出五行互藏之特性，并梳理出五行十态体质人的生理病理特点，从而指导对小儿疾病的五行属性的归纳，而其"四象脾土模型"及"以枢调枢"的学术思想在小儿体质管理运用中起到至关重要的指导作用，形成了我科特有的"四象脾土小儿推拿"技法。

二、理论渊源及历代演变

小儿推拿历史渊长，早在没有针药的远古时期，人们便在反复实践中摸索出减轻痛苦的一些按摩手法。到战国时期，按摩开始广泛应用于医疗活动中，如扁鹊用针灸、汤药、结合推拿按摩救治虢太子"尸蹷"，早在西汉的《五十二病方》就有记载小儿推拿的内容，如在治疗"婴儿病间（痫）方"及"婴儿瘛（小儿惊风）"中，使用手法配合药物调治，还记录了按摩臀部治疗癃闭。这是最早记载关于小儿推

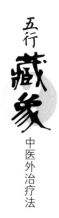

拿的文献。

秦汉时期成书的《黄帝内经》奠定了中医学理论体系的基础，在中医学史上有着不可动摇的地位，其中已有使用按摩疗法治疗口眼㖞斜、痿证等的记载。如《素问·血气形志》云："经络不通，病生于不仁，治之以按摩醪药。"又如《素问·异法方宜论》云："其民食杂而不劳，故其病多痿厥寒热，其治宜导引按跷。"其中提到的导引按跷就是指按摩推拿。《黄帝内经》中还介绍了按法、推法、揉法、弹拨法等多种推拿手法。

汉代张仲景在《伤寒论》中把按跷、导引、针灸等法与中药并论，提倡"膏摩"法。魏晋隋唐时期就已设有按摩专科，唐代孙思邈在《备急千金要方》中载有"身体壮热，或中大风，手足惊掣，五物甘草生膏摩方""取如弹丸大一枚，灸手以摩儿百遍"，运用膏摩法防治小儿疾病。还记载着："早起常以膏摩囟上及手足心，甚辟寒风。"首次将膏摩应用于小儿预防保健推拿。

《太平圣惠方》记载了用膏摩治疗小儿病症，如摩手足心治"小儿中风"；用按法配合散剂治疗"小儿脱肛"；摩法治"大便不通"等。

明代是小儿推拿发展史上的兴旺时期，我国现存最早的小儿推拿专题文献出现在此时期的徐用宣所著《袖珍小儿方》，其第十卷《秘传看惊掐筋口授手法论》中出现小儿推拿复式手法的记载，开创了小儿推拿多穴位、多手法联合运用的先河。

明代太医龚云林所撰写的《小儿推拿方脉活婴秘旨全书》，论述了小儿推拿的理论和具体的操作方法，从此按摩又称"推拿"。

直至清代，小儿推拿得到了更广泛的应用，小儿推拿理论体系也更加完善。如熊应雄的《小儿推拿广义》、骆如龙所著的《幼科推拿秘书》等，在前人理论和临床经验的基础上做了全面的总结，书中详细介绍了推拿学的理论和手法，体系完善，临床应用详尽。

清张振鋆的《厘正按摩要术》介绍了小儿按摩八法"按法、摩法、掐法、揉法、推法、运法、搓法、摇法"，并对儿科推拿各科取穴的手法用图画进行说明，书中的胸腹按诊法，在其他医书中少见。

三、近现代小儿推拿流派

后世医家在前人的基础上不断总结创新，逐渐形成了众多小儿推拿流派，每一流派的技法都有自己的特色和风格。当前国内发展比较完善，影响范围较广的主要有三字经推拿流派、孙氏推拿流派、张氏推拿流派、海派推拿流派、刘氏推拿流派、小儿捏脊流派、高氏推拿流派等。

四、四象脾土小儿推拿的运用

1. 适应证

小儿推拿以手法作用于小儿特定穴位，调动小儿自身免疫调节能力，改善脏腑功能，提高机体免疫力。以其效果显著、副作用小、简便等优势而备受广大家长青睐。小儿推拿的适应证广泛，主要有：

（1）呼吸系统疾病：感冒发热、咳嗽咳喘等。

（2）消化系统疾病：厌食、便秘、腹泻、呕吐、腹痛、积滞、疳积等。

（3）心肝疾病：夜啼夜惊、汗证、多动症、抽动症等。

（4）肾系疾病：遗尿、五迟五软、佝偻病等。

（5）其他病症：肌性斜颈、斜视、假性近视、小儿瘫痪等。

2. 操作规程

（1）诊断：正确的诊断对于治疗方案的确定起着决定作用。

（2）沟通：在推拿操作之前充分与患儿及家属沟通患儿病情及治疗方案，以便取得家长的充分理解及配合。

（3）环境：环境要求舒适，避风、避强光。

（4）体位：以方便操作，孩子舒适为原则。方便操作一是要充分暴露操作部位，二是要固定。固定要求根据具体的手法要求，重视持手的位置与手形，注意持手与推手之间的关系。

（5）用物准备：操作之前准备好推拿用品，确定患儿治疗方案时选用合适的介质及清洁用具。

（6）根据患者病情与个体差异，选择相应穴位进行操作。

（7）疗程：7～10天为1疗程，一般1天1次，特殊情况下每天可操作2～3次。

3.禁忌证及注意事项

（1）小儿恶性肿瘤、结核、天花及一切疮疡疾病。

（2）小儿骨折、脱位及扭伤等急性期。

（3）小儿严重（不能合作、不能安静）精神性疾病，脾气暴躁、打人毁物之时。

（4）小儿各种急性传染病不宜运用手法，以免延误病情。皮肤损伤、皮肤病等患处暂时不进行手法治疗，以免引起局部感染。

（5）小儿血液病或者出血倾向者，如血友病、恶性贫血等，推拿手法有可能导致局部出血，应慎用。

（6）小儿剧烈运动后、饥饿、过度劳累时不宜立即进行手法治疗，少儿体质极度虚弱时应注意手法刺激的度与量。

五、临床应用体会及典型案例

小儿推拿以中医理论为指导，辨证施治为原则，辅以中药草本药膏药油，运用特殊的手法技巧作用于儿童特定部位及穴位，以改善机体内环境，调节脏腑器官生理功能，增强免疫力。其广泛运用于疾病的治疗与日常保健，强调脏腑辨证及八纲辨证在辨证施治过程中的重要性，并灵活运用中医五行生克制化理论——"补母、泻子、抑强、扶弱"的治疗原则，是临床操作及选取主穴、配穴及采用补泻手法的依据。

1. 介质

小儿推拿作为一种防治疾病的方法，在推、摩、擦等手法的运用过程中，需要借助介质减少阻力及摩擦，或借助药力使力量更渗透，或根据不同的疾病及体质选用不同的介质提高疗效。清代张振鋆在《厘正按摩要术》中提到："内伤用麝香少许和水推之，外感用葱姜煎水推之，抑或葱、姜、麝香并用，入水推之。"清代熊应雄在《小儿推拿广意》中讲："春夏用热水，秋冬用葱姜水。"这是随证选用不同介质。

2. 推拿之五行

（1）"四象脾土小儿推拿"五行属性的理论基础

"四象脾土小儿推拿"这一理论的提出基于小儿的生理病理特点。《黄帝内经》中虽然未明确提出小儿生理病理特点，但在小儿体质、疾病诊断、预防与预后等方面多有涉及。如《灵枢·逆顺肥瘦》云："婴儿者，其肉脆，血少气弱。"简单描述了小儿脏腑娇嫩的特性，很多医家以此为基础进行引申发挥，如钱乙在此基础上提出"五脏六腑，成而未全，全而未壮；骨气未成，形声未正"，明代万全在钱乙五脏虚实辨证中得到启发，进一步完善了小儿生理病理学理论，创新地提出了"三有余、四不足"学说。后世常常将小儿生理特点总结为"脏腑娇嫩，形气未充""生机勃勃，发育迅速"，病理特点总结为"发病容易，传变迅速""脏气清灵，易趋康复"，其中"脏气清灵"这一特点决定了小儿用药需额外谨慎，以及外治法的适宜性。《景岳全书》中所提"随拨随应"指的就是外治方法在小儿疾病治疗中的有效性，其中尤以小儿推拿以其简便性、舒适性，在小儿外治法中占有非常重要的地位，小儿推拿通过与脏腑之气相互感应起到与中药同样的治疗作用。这一学说高度概括了小儿五脏特点，论述了小儿的体质特征，决定了

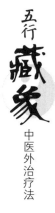

小儿体质的特殊性质，也表明了小儿生理功能活动特点及病理变化趋势，对小儿疾病的防治有着至关重要的指导作用。

脾胃为后天之本，胃主受纳，脾主运化，位居中焦，功能上不仅司纳化，调气机之升降，还能联系诸脏，畅达六腑，通行经络。《素问·经脉别论》云："饮食入胃，游溢精气，上输于脾，脾气散精，上归于肺，通调水道，下输膀胱，水精四布，五经并行。"描述了脾胃为其他脏腑提供气血精微物质，其寓意在于脾胃为人体元气之根本，是全身气血生化之源，更表明脾胃为全身气机升降的枢纽。小儿生理先天常不足，因而对后天脾胃的调治尤为重要，故有李东垣"贼邪不能独伤人，诸病从脾胃而生""脾胃内伤，百病由生"之说，因此在儿童保健、疾病治疗及病后防复等方面，应以调护脾胃为中心。

《素问·太阴阳明论》曰："脾者土也，治中央，常以四时长四脏，各十八日寄治。"李东垣《脾胃论》云："五行相生，木、火、土、金、水循环无端……四季者辰、戌、丑、未是也，人身形以应九野……"据此，脾胃之土寄治于四季之末的各十八日，其中四季之末的各十八日分别是辰月、未月、戌月、丑月，此四土描述了不同的脾胃之土所处的不同状态，在调节五脏功能中有着不同的调治作用。因此，此时期是调整脾胃的最佳时期。在"四季末一十八日"阶段通过调整不同状态之土的偏颇，以调整五脏之偏。根据不同阶段脾胃之土的气血阴阳状态选择相应的治疗手段进行调整，顺时而为，则事半功倍，以达强基固本之效。

（2）以艮土推拿为例

① 艮土主事之时，若逢司天或客气为厥阴风木或少阴君火、少阳相火，则形成"肝肾精亏，肝肺失和，或少阳枢机不利"的艮土格局。初之气，主气厥阴风木，逢客气厥阴风木或少阴君火、少阳相火加临，致"水、木"枢转过快，易耗伤肝血、侮及肺金，无以和降木火生发之势，导致肝肺枢机失衡。此时治疗原则为补益艮土，宜补肝血、和

肝肺。

小儿推拿方案应以和肝为主，选穴如下：

手部穴位：清补脾经、补肾经、清肝经。

背俞穴：点按肝俞（泻法）、肾俞。

腿部穴位：太溪、涌泉。

经络：推两侧肝经，捏脊（提捏膀胱经、督脉）。

腹部：摩腹。

水、木枢转过快，易导致少阳枢机不利，选用清肝经、推两侧肝经、点按肝俞以疏泄木气，补脾土以滋肺金，肺脏旺则不易被肝木反侮；肝肾同源，肝非极虚不补，故以补肾经来补肝，肾水上滋肝木，使肝血得以补充，得以收敛过旺之肝气使肝木柔顺调达。摩腹与补脾经同用是为枢转中焦，中焦健运则气血化生有源。

② 艮土主事之时，若逢司天或客气为太阳寒水，则形成"水寒土湿木郁"的艮寅启土格局。艮寅启土主事，枢转水木之气，少阳相火、厥阴风木皆为初生之阳，最忌寒气抑郁，若素体阳虚患者，遇太阳寒水加临时，易出现"水寒、土湿、木郁"之象，治疗上宜补益艮土，即温养下元、暖肝肾，温振升发之气。

小儿推拿方案应以暖肝为主，选穴如下：

手部穴位：上推三关、揉外劳宫，补脾经。

背部：点按腰阳关、肾俞，横擦肾俞。

经络：捏脊，热擦督脉及膀胱经，以透热为度，拍打胆经。

外劳宫属经外奇穴，出自《小儿推拿方脉活婴秘旨全书》，揉外劳宫取其温里散寒之功，上推三关为治疗里虚寒证的主要手法，水寒易致膀胱经及督脉不温，故以热擦督脉及膀胱经、横擦肾俞及关元、捏脊以温太阳寒水，拍打胆经以疏达肝胆经气，使木气得以升发不致抑郁，从而使生气得振，下焦得温，寒湿得化。

③ 艮土主事之时，若逢司天或客气为阳明燥金，易形成"肝燥

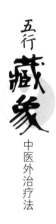

而郁"的艮寅启土格局。司天厥阴风木或客气阳明燥金，燥气易伤阴，风木耗伤阴血，肝体阴而用阳，内寄相火，阴血不足则气无所附，生发无源导致"血亏、气虚、肝郁"，导致艮寅启土枢转无权。此阶段治疗原则为补益艮土，宜养阴润燥，补血和气。

小儿推拿方案应以疏肝为主，选穴如下：

手部穴位：平肝经、揉二人上马，掐四横纹、推脾经、顺运内八卦（从坎卦运到乾卦），点按合谷；

腿部穴位：点按太冲、涌泉；

经络：推胁肋部肝经。

清肝经功同逍遥散，有解郁除烦之功，配合太冲穴点按及推肝经达到疏肝解郁的目的；揉二人上马、涌泉穴滋阴补肾、顺气散结、为补肾滋阴的要法，故《推拿仙术》云："掐揉二人上马，清补肾水用之。"掐四横纹有退热除烦，散郁结的功效，如《小儿按摩经》云："推四横纹，和上下之血。""推四横：以大指往来推四横纹，能和上下之气。"推脾经先用清脾经，清后加补脾经，小儿生理特点为脾常不足，不宜攻伐太过，清后加补可健脾开胃，后天得运，气血化生有源；顺运八卦调和脏腑气血，宽胸利膈，如《保赤推拿法》云："运内八卦法。从坎到艮左旋推，治热，亦止吐。"

3. 典型案例

案例 1

梁某，女，出生于 2013 年 1 月 6 日，初诊于 2015 年 12 月 20 日。

主诉：纳差，体重不增 1 年，加重 1 周。

现病史：患儿自 1 年前增加辅食开始便出现进食不香，食量少，甚则不欲开口进食，进食时间延长至 1 个小时，腹部微胀，按之柔软，无腹痛腹泻、呕吐、打嗝等不适，1 周前上述症状加重。患儿平素易受凉感冒、咳嗽，进食生冷、牛奶易腹泻，脾气较急躁。面色青黄，体形消瘦，体重 10.5kg，身高 90cm。舌质淡，苔白腻。

诊断：疝证（疝气）。

证候分析：患儿出生于壬辰年六之气，表现出"水寒、土湿、木郁"之象，患儿纳差，进食生冷或牛奶等阴寒之物易致腹泻，易受凉感冒均为水寒土湿之象，面色青黄、体型瘦长、脾气急躁均为木型人的体质特点，形成木郁之象，艮寅启土主事，枢转水木之气不利，则诸症加重。

诊疗经过：

一诊：治疗原则为补益艮土，温中健脾，小儿推拿方案以暖肝为主。另予以饮食指导，并以土象之坤土建中疗法，一为暖土，取其以象补藏之意，健运中焦脾胃；二为化湿，寒湿得温则化；三为调枢，以脾胃枢机来调肝脾之枢、肺肾之枢机，疗程 2 周。

二诊：经治疗后，患儿胃口好转，大便正常，续予以坤土建中疗法及健脾推拿法 2 个疗程后告愈。3 个月回访未见反复，体重增加 0.7kg。

案例 2

吴某，4 岁，男，2017 年 5 月 1 日初诊。

主诉：高热、咳嗽 5 天。

现病史：患儿 5 天前因进食辛热食物后出现高热、咳嗽，于外院就诊为"支气管炎"，予以抗感染、退热、输液、雾化等治疗后仍反复高热，热峰达 40.5℃。就诊时症见：发热，体温 39℃，咳嗽剧烈，咽痛，伴有流浊涕、喷嚏，大便 3 天未解，不欲进食，舌质红，苔黄腻。

查体：咽红，扁桃体Ⅲ度肿大，上可见多个绿豆大小脓点；听诊双肺呼吸音粗。

实验室检查：血常规示白细胞 19×10^9/L。

诊断：中医诊断：乳蛾（热毒炽盛）。

　　　　西医诊断：支气管炎；化脓性扁桃体炎。

证候分析：此时正值立夏节气前夕，为巽土主事阶段，形成"肺

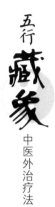

肾失交"的巽土格局，经丙申年（2016年）六之气影响，精血收藏不足。"巽巳启土"，于巽辰承土中枢转"木、火"，逢丁酉年二之气，风火相扇无所制；加之进食辛热食物，燥金被克，苍天之气清净受损，肃降不及，收纳乏源，肾水枯涸，阳气由此更加烦劳而张，故出现高热、化脓性扁桃体炎、便秘等肺热症状。

诊疗经过：

一诊：急则治其标，第一日予以放血疗法，从上焦泻其肺热，并以中药大柴胡汤加减灌肠治疗，使热从大便而泻，当夜即热退寐安，未出现反复，次日食欲好转。

二诊：予以小儿推拿治疗，推拿处方以巽土推拿中的滋水涵木法为主，除常规的退热手法之外，重点操作补肾经、揉二马、推涌泉、点太溪等滋补肾水的手法，寓意肾水足则肺气肃降，肾水足则心火下流，阳热之气得以潜藏则热证自退。

三诊：治疗两天后扁桃体脓点破溃，无发热咳嗽、便秘等不适，舌苔由黄腻变白腻，以上述手法继续治疗5天后痊愈。

案例3

许某，女，生于2009年1月5日，初诊于2015年1月21日。

主诉：发现乳房增大1周。

现病史：1周前发现乳房无明显诱因增大，以左侧为主，伴有疼痛、闷胀不适，未服用保健品及其他异常食物。患儿面色青黄，毛发枯燥，唇干裂，家属诉平素食欲较差，夜间睡眠不安、烦躁，喜俯卧，睡中常流口水，舌质淡，苔白腻。

实验室检查：B超示双侧乳房均可探及乳腺回声，左侧范围27mm×5mm，右侧范围12mm×3mm；青春前期子宫；两侧卵巢内均见大于4个小卵泡显示；双侧肾上腺区未见明显肿块。25-羟维生素D_2+D_3 62nmol/L（不足），甲状腺激素、性激素、糖类抗原、甲胎蛋白均正常；骨龄测定 9.7 岁。

红外热成像检测：督脉轨迹显示弥散，督脉经气不利，肺气不足，脾虚，中焦气机欠畅，肝经于两侧胁肋部循经处经气不畅。

诊断：单纯性乳房发育。

证候分析：单纯性乳房发育属于部分性性早熟，《黄帝内经》云："岐伯曰：女子七岁肾气盛，齿更发长。二七而天癸至，任脉通，太冲脉盛，月事以时下，故有子。"认为人体正常的生长发育及性腺的成熟，主要靠肾气充盛及天癸期至，若各种原因致肾阴阳失衡，天癸早至，则可引起儿童性成熟的提前而发病。

患儿发病年龄刚好处于肾气始盛的阶段，若肾气充盛，肾阴（精）充足可以制约肾气，足以将始盛的肾气收藏约束不外泄，则正常发育。乙癸同源，肝肾同居下焦，内寄相火，肾主藏精；肝藏血，主疏泄，司血海，为冲任之本，从经络上看，"乳房属胃，乳络属肝"。另外，小儿乃稚阴稚阳之体，生理特点为"脾肾常不足，心肝常有余"。

患儿出生于 2009 年 1 月 5 日，己丑年火运太过，司天少阴君火，在泉阳明燥金，主气太阳寒水，客气阳明燥金，初诊于 2015 年 1 月 21 日，处于乙未年一之气，主气客气均为厥阴风木。患儿先天体质格局为肝肾精血亏虚，2014 年秋冬季肝肾封藏之力不足，乙未年一之气厥阴风木之气的到来，对其肝肾精血耗损甚大，如《黄帝内经》云："冬不藏精，春必温病。"肝肾精血一伤，肝气横行，相火扰动。

精血同源，患儿肾精不充，封藏之力不足，水不涵木，不足以约束外泄之精气，疏泄于肝经，若在正常成年女子则表现为月经的来潮，患儿尚幼，任脉未通，地道不通，故肝经无法将此精气疏泄至冲任，久而导致肝经郁滞，疏泄无常，郁而化火，相火上炎，故患儿乳房发育乃属于肝经郁滞，故乳络随之郁滞而增大。此外患儿以左侧乳房发育明显，更合肝为乙木，主左主升的功能。肝气怫郁，气有余便是火，相火扰动，心神不安，故患儿夜间睡卧不安；脾常不足，肝气横逆，

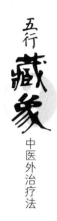

木气乘脾，脾失健运，患儿食欲差，喜俯卧，气血无以滋润濡养皮肤毛窍，故嘴唇干裂，毛发枯燥；涎水乃为脾之精气所化，脾气失于摄纳，故睡梦流涎水；脾失健运，易内生痰湿水饮，涎水多也可以视为水饮的一种，肝气夹痰饮，痰气互结于乳络从而导致乳房增大形成肿块。舌质淡、苔白腻均为痰湿内阻之象。先后天气运使其形成"肝肾精亏，肝肺失和或少阳枢机不利"的艮土格局，该患儿乳房早发育由肝、脾、肾三脏相互作用而致，其病机可概括为肝肾精血不足、肝郁气滞、脾虚痰湿凝滞三方面。

治疗经过：在此冬季末十八日予以和肝肺、和肝肾、和肝脾的推拿手法。连续治疗一个疗程以后，该患儿乳房增大，疼痛症状完全消失，纳寐正常，无流涎，随访半年未见复发。

按：鉴于儿童特殊的生理病理特点，其脏气清灵，较成人更容易感知天地非时之气而引发疾病，四时阴阳的升降浮沉对于疾病的转归及体质的偏颇的调整有着非常重要的意义。此外小儿疾病多为气机不调致病，而脏腑气机升降出入的协调是使体质达到相对平和的关键。脾为五脏之使，四象脾土小儿推拿是以"脾胃转枢"为中心，以脾胃枢机调五脏之枢机，以土之厚德和四脏之偏颇，从而达到"中和"的状态。

参考文献

[1]谢胜.刘园园.梁谊深，等.四象脾"土"模型及其在四时六气"以枢调枢"和五脏的应用[J].世界中医药.2015，10（8）：1177-1181.

[2]谢胜，刘园园，彭柳莹，等.基于藏象理论坤土建中疗法的理论构建及其应用探索[J].辽宁中医杂志，2016，43（1）：13-15.

[3]孙德仁.少儿推拿治疗学[M].北京：中国中医药出版社，2013.

[4]吕凌，谭素娟，袁佺.钱乙五脏法五行互藏思想初探[J].中华中医药学刊，2008，26（6）：1315-1316.

第四章　坤土建中疗法

一、概念阐释

坤土建中疗法以中医阴阳五行藏象理论为指导，依据"五行之人应五方之土"的原则，结合《黄帝内经》五运六气理论之"五行十态"体质特点，选取自然五方之土配以药物，以不同的温度、湿度作用于相应部位，达到"以象补藏"和五脏防治疾病之目的。

二、理论渊源及历代演变

中国古代泥土疗法在公元前 3 世纪已有记载，从春秋战国、秦汉时兴起，在梁、唐、宋、元时期得到发展，至明清逐步完善，所以，中国古代泥土疗法运用已有 2000 年左右的历史了。葛洪的《肘后备急方》、孙思邈的《备急千金要方》都有泥疗的记载。古人认为"诸土皆能胜湿补脾"，因此土能够治疗与湿与脾密切相关的疾病。

李时珍曰："土者五行之主，坤之体也。具五色而以黄为正色，具五味而以甘为正味。是以禹贡辨九州之土色，周宫辨十有二壤之土性。盖其为德，至柔而刚，至静有常，兼五行生万物而不与其能，坤之德其至矣哉。在人则脾胃应之，故诸土入药，皆取其禆助戊己之功。"土者，古来以药用之例诸多，以土、泥、灰举例如下：

【白垩】苦、温，无毒。主女子寒热癥瘕，月闭积聚（《本经》）。

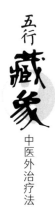

阴肿痛，漏下，无子，泄痢（《别录》）。疗女子血结，涩肠止痢（甄权）。治鼻洪吐血，痔瘘泄精，男子水脏冷，女子子宫冷（大明）。合王瓜等分，为末，汤点二钱服，治头痛（宗奭）。

【黄土】甘，平，无毒。主泄痢冷热赤白，腹内热毒绞结痛，下血。取入地干土，水煮三五沸，绞去滓，暖服一二升。又解诸药毒，中肉毒，合口椒毒，野菌毒（《拾遗》）。

【东壁土】甘，温，无毒。主治下部疮，脱肛（《别录》）。止泄痢、霍乱、烦闷（藏器）。温疟，点目去翳。同蚬壳为末，傅豌豆疮（甄权）。疗小儿风脐（弘景）。摩干、湿二癣，极效（苏恭）。宗奭曰：盖东壁先得太阳真火烘炙，故治温疫。初出少火之气壮，及当午则壮火之气衰，故不用南壁而用东壁。

【乌古瓦】甘，寒，无毒。以水煮及渍汁饮，止消渴，取屋上年深者良（《唐本》）。煎汤服，解人心中大热（甄权）。止小便，煎汁服（大明）。研末，涂汤火伤（藏器）。治折伤，接骨（时珍）。

【梁上尘】辛、苦，微寒，无毒。主腹痛，噎膈，中恶，鼻衄，小儿软疮（《唐本》）。食积，止金疮血出，齿龈出血（时珍）。

当代的泥土疗法崛起于20世纪50～60年代。人们通过服食泥土、泥土烫熨、泥土外敷、卧于土中、泥浴、佩戴泥土、闻泥土等形式治疗不同疾病，包括：胃脘痛、腹泻、胸痹心痛、风寒湿痹、崩漏带下、小儿步迟、肌肉软弱、斑秃脱发、皮肤病症等，广泛运用于内科、外科、妇科、儿科、五官科疾病。

现代更多使用灶心土，名为伏龙肝，系矿物中药，辛，微温，无毒。功用温中燥湿、止吐、止血，主治虚寒泄泻、呕吐反胃、吐血便血、崩漏带下等症。有研究表明，灶心土的主要化学成分与高岭土相似，经过加热之后不仅有传导热效应，而且具有辐射热效应。相对于传导热效应，辐射热效应的热稳定度不易随时间而迅速下降，并且其作用深度不局限于表皮，还可渗透到皮下。

三、现代研究进展与运用

1. 现代研究

泥土疗法的作用包括物理作用、化学作用、生物作用等。

（1）泥的热容量小，散热慢，保温好，有一定的可塑性，当泥与皮肤接触时，泥与皮肤之间通过压力与摩擦产生局部电流，刺激神经末梢兴奋，增强皮肤的渗透性；其温热作用可反射性提高交感神经兴奋性，改善血流及血管收缩，提高机体耐寒适应力。

（2）泥中所含的矿物质及微量元素对人体有一定的生物化学作用，通过皮肤进入体内，作为酶、激素、维生素、核酸的成分，在细胞调节、神经传导、免疫应答等方面起着关键性作用，另外还有改善组织营养、加强循环、促进吸收与利用、提高免疫力、调节内分泌等作用。泥中的有机酸成分还能促进皮肤新陈代谢，加速伤口愈合。

（3）泥土中含有约10万种菌类，数量及菌种不同，作用也不相同，诸如生物降解作用、免疫抑制作用、生物修复作用等。

（4）多项动物实验和临床研究结果表明，泥土疗法能够消炎、调节代谢、促进功能恢复、缓解症状等作用，其作用机制包括：促进血液循环、抑制炎症因子作用、刺激免疫应答、提高抗氧化能力、改善神经传导作用等，多用于运动系统炎症类疾病、动力障碍疾病等。

2. 功效及适用范围

（1）功效

健脾和胃，温经散寒，祛湿通络。

（2）适用范围

① 睡眠障碍综合征、慢性疲劳综合征等。

② 消化系统疾病：慢性胃炎、胃食管反流病、功能性消化不良、消化性溃疡、肠易激综合征、功能性便秘、慢性肠炎、溃疡性结肠炎、功能性腹痛、慢性肝炎、慢性胆病，脂肪肝等。

③ 呼吸系统疾病：呼吸道感染、慢性支气管炎、支气管哮喘等。

④ 妇科疾病：痛经、子宫肌瘤、慢性盆腔炎、卵巢囊肿、不孕症等。

⑤ 关节病：类风湿关节炎、骨关节炎、纤维肌痛综合征、滑膜炎和骨关节炎等。

⑥ 椎骨病：颈椎病、腰椎间盘突出症等。

⑦ 损伤性病痛：软组织损伤、关节积液、肩周炎等。

⑧ 儿科疾病：汗证、厌食、遗尿、湿疹等。

⑨ 其他：尿失禁、尿潴留等。

（3）操作规程

① 炒药：一定比例配伍的中药与土放入烫熨包中，用微波炉加热，温度与湿度的选择取决于患者体质的阴阳偏颇程度。

② 结合患者体质、症状及舌、脉象选取相应部位及穴位进行施治。

③ 每日上午辰、巳时进行治疗效果最佳，7天为1疗程，每次35～40分钟。

（4）禁忌证及注意事项

皮肤局部感染、破溃、严重精神分裂症患者禁用。

四、临床应用体会及典型案例

1. 五行五方土

《说文解字》中云："土，地之吐生物者也。"《易·说卦传》云："坤，地也，故称乎母。"《白虎通·天地》曰："地者，易也。言养万物怀妊，交易变化也。"《周易》云："坤：元，亨，利牝马之贞……象曰：至哉坤元，万物资生，乃顺承天。坤厚载物，德合无疆。含弘光大，品物咸亨。"坤卦☷☷（下坤上坤）相叠，纯阴之象，其性温顺，其体厚实，能承载万物，包容万物，万物赖其滋生。古人对于自然之土的认识，将其比喻为母亲。李时珍《本草纲目》中称："水为万物之源，土为万物之母。"土部中记载了六十一种土，认为土为五行之主，坤之体，且以土入药，皆取其裨助戊己之功，能够补脾胃，祛寒湿，生肌止血，消肿解毒。

我国中部山西、陕西、河北等省的广大地区都是黄土，黄土土质均匀、松软易碎、孔隙很多。黄土层经过长期的生物作用发育成褐土、栗钙土等自然土壤，这些土壤各有特性，但其"母体"都是黄土，在性质上都表现出黄土的特点。我国东北地区，黑龙江、吉林中部的波状起伏的平原地上都是黑土，垦种以前都有"生、冷、潮"的缺点。"生"是指其能直接被作物利用的速效养分少；"冷、潮"是指土温上升慢、土壤水分过多。这些因素，对作物的生长发育都不利，因此，黑土要经过垦种熟化，才能成为肥力高的土壤。白土是指黄土高原以西的地区，包括新疆、青海、甘肃河西走廊的含钙土壤；青土指的是东部沿海冲积平原的土壤；红土指的是我国长江以南和西南各省，亚热带、热带地区，以及我国华南地区有大面积的红壤，这些土壤皆有其固有特性。

　2. 土之为枢，以枢调枢

晋代医家王叔和在《脉经》里面说："脾者土也。敦而福，敦者，浓也，万物众色不同（脾主水谷，其气微弱，水谷不化。脾为土行，王于季夏，土性敦浓，育养万物……故名曰得福者广。"脾胃因其为气血生化之源，具有土性敦厚、化生万物的特征，将脾胃归属于土，脾胃在于人体的地位也就犹如"坤"。正如《诸病源候论》中云："脾与胃合，俱象土，胃为水谷之海，脾气磨而消之，水谷之精，化为血气，以养脏腑。"脾胃与五行之"土"的相应，脾胃运动发挥着受纳腐熟水谷、统管血液、散布水液之功，具有土生万物、厚德载物的土性。

《医碥》云："肝主升，肺主降，此肺肝之分也。心主动，肾主静，此心肾之分也。而静藏不致于枯寂，动泄不致于耗散，升而不致于浮越，降而不致于沉陷，则脾之属，中和之德之所主也。"肝、肺、心、肾四脏阴阳之升降，有赖于脾胃居中，为上下升降之枢纽。脾气上升，则肾水可上济心火，使心火不亢；胃气下降，则心火下温肾水，使肾水不寒，坎离既济，心肾相交。肝木生发，其气从左而升，肺金肃杀，其气从右而降，脾升胃降，通上彻下，调节肝升肺降之过程，以使肝气疏散上达，以助肺气宣发肃降，肺气清肃下行，以治肝气升发太过。肺主降气，肾主纳气，肺肾之气统摄全身之气出入，而枢纽则在中州脾胃。《四圣心源》中提到："中者，土也。土分戊己，中气左旋，则为己土；中气右转，则为戊土。戊土为胃，己土为脾。"脾胃居于中焦，以贯四旁，长养四时，中气左旋，脾升清阳，中气右旋，胃降浊阴，脾升胃降枢轴运动正常，才能保证全身脏腑气化协调与升降平衡，使气机顺畅、阴阳平衡、五脏安和。

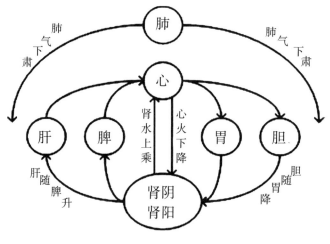

黄元御气机升降图

人体大腹部覆盖脾土之枢、气交天枢、开阖关元枢、脐枢和以神阙为核心的生命全息，所谓"以形补形"，自然之土与人体之大腹同气相求，"同者盛之，异者衰之"。坤土建中法作为一种藏象自然疗法其机理为"以枢调枢"，即人体脏腑气血的升降出入是维系生命活动之关键，而枢机体现的是脏腑间生克制衡关系，枢机不利则疾病丛生。作为自然之枢的土可以平调和合人体其余枢机，即"以枢调枢"，进而使脏腑气机通调，由此疾病虽成于枢机也可止于枢机。

（1）腹部脏器

腹部是人体重要部位，集中了许多重要脏器。中医认为，腹部为"五脏六腑之宫城，阴阳气血之发源"，脾、胃、肝、胆、肾、膀胱、大小肠都居于其中，主管着人体的消化吸收、代谢排泄等重要的生理功能，维持着基本的生命活动。

（2）腹部经络

以神阙为核心的大腹系统有经脉分布最多的特点，大腹部存在着全身高级调控系统（神阙经络系统），具有全身宏观调控的作用。任脉、带脉、足少阴肾经、足阳明胃经、足太阴脾经、足厥阴肝经、足少阳胆经均通过腹部，手太阴之脉起于中焦，下络大肠循胃口，手阳明经下入缺盆，络肺，下膈，属大肠；心经亦下膈络小肠；手太阳小肠经循咽下膈，抵胃；手少阳三焦经通过膈肌，遍属三焦；其中任脉为一身阴脉之海，带脉可"约束诸经"。同时多个脏腑的募穴都在腹部，其为脏腑经气聚集之地。所以，作用于腹部的治疗可以通过经络的相互络属相互联系，调整对应脏腑功能活动，刺激相应的穴位，也能通过皮部—孙络—络脉系统，起到调和脏腑虚实，疏通气血和平衡阴阳的作用。

（3）脐

脐为经络的中枢，神阙穴能通全身百脉（上至百会，下至涌泉），隶属于任脉，任脉与督脉相表里，行以人体周天循环。脐也为冲脉循行之地，故与百脉相通，并可通过奇经八脉与全身五脏六腑、四肢百骸、五官九窍、皮肉筋脉相联系。《类经附翼》中记载："人之初生，生由脐带，脐接丹田，是为气海，即命门也。"《难经·八难》也云："诸十二经脉者，皆系于生气之原。所谓生气之原者，谓十二经之根本也，谓肾间动气也。此五脏六腑之本，十二经脉之根，呼吸之门，三焦之原。"脐为元气汇聚之地，元气即先天之气，由肾精所充，维持机体的生长发育，推动机体各脏腑、经络、形体官窍的功能的正常发挥，是人体生命活动的原动力。而元气以三焦为通路，散布全身。通过对脐部的作用，可激发和调节元气，通过"脐关"沿三焦通络作用全身，使元气充和，气机通利，气强则体强，气衰则病。

（4）腹部全息系统

薄智云教授经过大量的临床研究发现，人体大腹是一个多层次空间结构的经络系统，人体在腹部的全息图为类似于一个伏在前腹壁上的神龟，"其颈部从两个商曲穴处伸出，其头部伏于中脘穴上下，尾部从两个气旁穴（气海旁开5分）处向下延伸终于关元穴附近，其前肢分别从由滑肉门引出，在上风湿点屈曲，止于上风湿外点（上风湿点位于滑肉门外5分上5分，上风湿外点位于滑肉门外一寸），其后肢由外陵穴向外伸展止于下风湿下点穴（外陵穴下1寸外1寸）"。所以对于腹部浅层的刺激，可以激发神经网络调控系统及人体经络系统，整体的调节对应的脏腑经络以达到治疗全身疾病的目的。

在临床中，我们选取自然五方之土作用于脾主之大腹，依据"五行之人应五方之土"的原则，结合《黄帝内经》五运六气理论之"五行十态"体质特点，选择相应方位及温度、湿度适宜之土并实施治疗，通过调节天枢、关元、神阙等腧穴，达到"以象补藏"和五脏防治疾病之目的，即谢胜教授创新提出的"坤土建中疗法"。

坤土建中疗法属于中医特色疗法，有着"简、便、廉、验"的优势。"简"指易于掌握，易于施行，不受就医条件、就医时间等因素影响，便于患者理解、配合、学习；"便"指操作简单，一般经医师指导后，患者均能掌握治疗方法，方便长期治疗；"廉"则指相对其他治疗方法，本疗法价格低廉，不加重患者负担；"验"则是指本方法经长期临床实践，药虽简而力不弱，行之有效。与其他外治法相比，坤土建中法具有热疗、药疗和红外理疗三重功效。坤土建中法不仅能通过热的直接传导促进血液循环，缓解局部器官、组织的疼痛，也可使局部血管扩张、改善微循环，促进药物的透皮吸收。中药本身有着绿色无毒的特点，而外治法则将这种特点最大限度地发挥了出来，不对人体循环造成负担，药物不良反应的发生都可以降到最低。

3. 典型案例

张某，男，生于 1964 年（甲辰年）六之气。

主诉：腹胀痛半月余。

现病史：患者半月余前出现腹胀痛，饭后明显，大便稀溏，2 ～ 3 次 / 日，伴见腰背、两侧膝关节酸痛，怕冷怕风，无汗出，时有头晕，纳差，舌质淡，舌苔白腻，脉沉细。

诊断：腹痛（脾肾阳虚兼寒湿）。

治法：坤土建中疗法。

操作：共 5 次，每日巳时操作 1 次，每次 40 分钟。

证候分析：患者生于土运太过之年，太阳寒水司天，太阴湿土在泉，主气太阳寒水，客气太阴湿土。《素问·气交变大论》云："岁土太过，雨湿流行，肾水受邪。民病腹痛，清厥，意不乐，体重烦冤，上应镇星。甚则肌肉萎，足痿不收，行善瘛，脚下痛，饮发中满食减，四肢不举……病腹满溏泄肠鸣……"湿土太过加之太阳寒水、太阴湿土叠加，先天体质易脾肾两虚、寒湿困脾。脾胃亏虚，运化失常，腹部胀满，脾不化湿，大便稀溏，湿性重浊，易于侵袭下焦，加之气血津液化生乏源，皮肉失充、筋失濡养，出现腰背、两侧膝关节酸痛，脾肾阳虚，怕冷怕风，清阳不升，时有头晕。舌质淡，舌苔白腻，脉沉细亦为脾肾阳虚兼寒湿之舌脉。治疗上行坤土建中治疗，以土来补本脏，使中气得以充盈，中气足则脾气上升，胃气下降，湿邪得化，元气得以恢复，水居水位，火居火位，火蒸水湿外出，寒湿得散得化，中焦的升降气机得以恢复，腹胀、大便稀溏、腰膝酸痛、怕冷得以缓

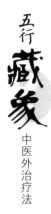

解。选择巳时是因为，其一此时是阳升之时，其二此时气血正过脾经，治疗效果更佳。

彩插5分别为治疗前和第5次治疗后的舌象，可以看出，白腻舌苔明显减少，说明脾胃功能渐佳，湿气渐除。提示说明坤土建中疗法有很好的温中祛湿的作用。

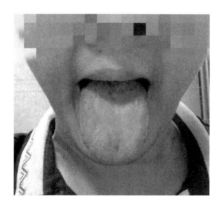 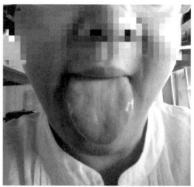

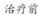

治疗前　　　　　　　　　　　第5次治疗后

参考文献

[1]（明）李时珍 著，王育杰 整理.本草纲目[M].北京：人民卫生出版社，1999.

[2]区沃恒.我国的五色土[J].科学大众，1964（6）：208-209.

第五章　灸疗法

一、概念阐释

《针灸资生经》有云："古来灸病，忌松、柏、枳、橘、榆、枣、桑、竹八木，切宜避之，有火珠耀日，以艾承之得火，次有火镜耀日，亦以艾引得火，此火皆良，诸蕃部落用镔铁击堦石得火出，以艾引之。凡人卒难备，即不如无木火，清麻油点灯，灯上烧艾茎点灸是也，兼滋润灸疮，至愈不疼痛。"

灸法是中国人民在千百年来生产劳动与防治疾病的过程中创造发明的一种医疗行为，是中医学的一颗璀璨明珠。灸法是通过在身体某些特定穴位上施灸，以达到养气血、调经络、调脏腑、祛病延年的目的。灸法既可以强身健体，亦能够恢复久病体虚之人的健康，是我国拥有悠久历史渊源的养生治疗方法。

基于对藏象理论、"取象比类"及"五行制化"的认识，我们在中医灸法的应用实践中，根据"以象补藏"的思维模式，以"五行之人应五象疗法"的原则，选用五行介质、穴位之五行、五色的治疗方案，构建五介、五穴、五色调五脏的五行灸法理论，以达到"以象补藏"和五脏防治疾病之目的。

二、理论渊源及分类

人类掌握用火技术后，灸法便应运而生。根据文献记载，《庄子》最早提及"灸"字，即《庄子·盗跖》中："丘所谓无病而自灸也。"《黄帝内经》从地理位置差异论述中医不同治疗方法的起源，其中包含灸法。《素问·异法方宜论》记载："北方者，天地所闭藏之域也，其地高陵居，风寒冰冽，其民乐野处而乳食，脏寒生满病，其治宜灸焫。故灸焫者，亦从北方来。"说明北方是灸法的起源地，其产生与北方严寒的气候、生活习惯、饮食结构和疾病的性质等有密切的关系。古人还称其为逆灸，所谓逆，明·高武在《针灸聚英》中解释说："无病而先针灸曰逆。逆，未至而迎之也。"即病还未生（未至）而先用针灸预防（迎之）之意。早在马王堆汉墓出土的帛书《阴阳十一脉灸经》中就有"灸则强食产肉"的记载，"强食"即增进食欲，"产肉"乃促进机体生长。

古代医书中记载除普通艾灸之外，尚有膏熨、水熨、砖熨、壶熨等各种熨法，现代亦有文献报道采用高新技术对药熨操作方法进行细节改进。

1. 隔姜灸

方法：选取新鲜生姜，切成 3～5mm 厚的姜片，用刀尖刺 5～6 个小孔，有利于热力传导，将做好的姜片放置于选定的穴位上，姜片上置适宜大小的艾炷，点燃艾炷施灸。如疼痛难忍，将姜片连同艾炷稍提起 1～2cm，用手在皮肤表面轻轻揉按，待热量稍减退，再将姜片重新置于皮肤穴位上，如此反复多次。如初灸 1～2 壮感觉灼辣，可将姜片稍提起，再重新放上，或以小艾炷灸之，也可在姜片下垫纱布或纸片，然后再施灸。此法适用于治疗辨证属于虚寒证的慢性盆腔炎、痛经、急性腹痛、强直性脊柱炎、慢性腹泻等病症。

2. 隔盐灸

方法：将纯净干燥的食盐（以青盐为佳）平铺于脐部（神阙）上，使其略高于脐，或于盐上再置一薄姜片，上置艾炷施灸。此法具有回阳救逆、温肾固脱的作用，适用于治疗伤寒阴证或吐泻并作、中风脱证、急性寒性腹痛、痢疾、亡阳证等。

3. 隔蒜灸

方法：将大蒜切成厚一分的薄片，敷在肿处，艾炷要如梧桐子大小，灸量为"百壮"，如果肿处未消可继续灸且多多益善，注意温度不要过高，若感觉疼痛就提起蒜片和艾炷，蒜焦后"更换用新者"。此法适用于慢性咽炎、急性腹泻、强直性脊柱炎、骶髂关节炎、肠梗阻、肠易激综合征、甲状腺结节等。

4. 隔面灸

方法：将小麦粉用米醋调和成薄饼，如铜钱大小。脐中间填满花椒，盖上一层面饼后再灸，直至"灸令彻痛"才可以停止。此法适用于痢疾、泄泻、崩漏、痈疽等。

5. 隔豆豉灸

方法：将豆豉和水捣泥后做成"厚三分以上"的豆豉饼，覆盖在皮肤肿胀处，施灸温度不要过高，"勿令破肉"，还要注意及时更换艾炷。此法适用于疮疡、脱疽、发背、痔疾及虫兽伤等。

6. 隔巴豆灸

方法：选形态饱满的巴豆，将大头一端去壳，取 3 ～ 5mm 厚的姜片数片，穿孔数个，放于穴位上。施灸前，用镊子夹住巴豆未去壳端，点燃去壳端，迅速放于生姜片上施灸。当接触姜片时，火即熄灭，所灸穴位（辨证取穴）即感灼热或疼痛，此为 1 壮。一般 1 日 1 次，每穴灸 3 ～ 5 壮；重者每日 2 ～ 3 次，每穴灸数十壮。此法适用于痹证，属虚寒证者尤宜。

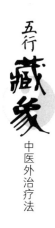

7. 隔附子灸

方法：将附子切细研末，以黄酒调和做饼，厚约 0.4cm，中间用针刺孔，放于穴位处，上置艾炷灸之。若附子片或附子饼被艾炷烧焦，可以更换附子再灸，直至穴区皮肤出现潮红则停灸。此法适用于阳痿、早泄、遗精及疮疡久溃不敛、指端麻木、痛经、桥本甲状腺炎、慢性溃疡性结肠炎等。

8. 隔纸灸

方法：根据"五色调五行"的原则，选择不同颜色的 A4（210mm×297mm）纸放于穴位处，上置艾炷灸之。若 A4 纸被艾炷烧热，可以更换后再灸，直至穴区皮肤出现潮红则停灸。此法适用于五脏虚证，如偏身感觉障碍、脾虚腹泻、湿疹等。

9. 隔土灸

方法：取黄土碾细末，用水和泥，塑成直径约 2cm 的泥饼，将泥饼置于相应的穴位，然后将艾条置于其上，温度以受试者能耐受为度，灸至皮肤潮红为佳。此法适用于胃食管反流、腹痛、腹泻等脾胃相关疾病。

三、现代研究进展与运用

1. 现代研究

灸法具有提高免疫因子的作用。已知艾灸可增加白细胞数量及其平均迁徙速度，增强白细胞对抗葡萄球菌的能力，并能激活 ACTH（促肾上腺皮质激素），提高血液中可的松水平。施灸部位的温度升高可使局部血管扩张，有利于施灸深部组织的充血水肿消退，促进血液循环，利于炎性水肿消退，解除局部神经末梢的压力，使肌肉组织、结缔组织等松弛。此外，还可抑制迟发型过敏反应。

2.功效及适用范围

（1）功效

首先，灸法有温经、祛风、散寒之功效。李时珍曰："艾叶生则微苦太辛，熟则微辛太苦，生温熟热，纯阳也。可以取太阳真火，可以回垂绝元阳。服之则走三阴，而逐一切寒湿，转肃杀之气为融和。灸之则透诸经，而治百种病邪，起沉疴之人为康泰，其功亦大矣。"

其次，灸法有活血通络、消瘀散结之功效。《灵枢·痈疽》云："发于胁，名曰败疵。败疵者，女子病也，灸之。"《圣济总录》载："凡痈疽发背，初生如黍粟粒许大，或痒或痛，觉似有，即用汤水淋射，兼贴药之。经一两日不退，须当上灸之一二百壮，如绿豆许大，凡灸后，却似痛，经一宿乃定，即火气下彻。"

最后，灸法有扶正补虚、调和阴阳之功效。《灵枢·官能》说："阴阳皆虚，火自当之。"《素问·阴阳应象大论》云："形不足者，温之以气。""温"是指温补的大法，也包括灸法。《灵枢·禁服》指出："陷下则徒灸之。"即阳气虚陷宜用灸法。

（2）适用范围

① 消化系统疾病：功能性胃肠病、慢性胃肠炎、溃疡性结肠炎等。

② 呼吸系统疾病：上呼吸道感染、慢性支气管炎、支气管哮喘等。

③ 妇科疾病：月经不调、痛经、慢性盆腔炎、子宫内膜异位症等。

④ 骨科疾病：肩周炎、腰椎间盘突出症、强直性脊柱炎、颈椎病、坐骨神经痛等。

⑤ 神经系统：中风脱证、面神经炎、多发性脊髓炎等。

⑥ 自身免疫性疾病：类风湿关节炎等。

⑦ 儿科疾病：婴幼儿腹泻、小儿厌食症、小儿遗尿症等。

3. 操作规程

（1）准备隔物介质：生姜或蒜切好备用，面粉做成薄饼。

（2）根据患者病情与个体差异，选择不同大小的艾灸盒，选择好穴位或部位。

（3）在艾灸盒内插好适当长度的艾条，点燃艾条后，将隔物介质放在穴位上，将艾灸盒置于介质上方，拿毛巾覆盖穴位周围皮肤。

（4）疗程：每日 1 ～ 2 次，7 ～ 10 天为 1 疗程。

4. 禁忌证及注意事项

（1）要求患者体位宜平正舒适，既有利于准确选择穴位，又有利于施灸的顺利完成。

（2）阴虚阳亢、邪实内闭及热毒炽盛等病证禁用。

（3）对颜面部、阴部、有大血管分布等部位不宜施治，对于妊娠期妇女的腹部及腰骶部不宜施治。

（4）皮肤局部有感染、破溃，或患者意识障碍等禁用。

（5）避免烫伤患者，交代患者配合事宜。

5. 灸法治疗后的生理反应及其并发症

（1）生理反应：灸法治疗后局部皮肤潮红。

（2）该治疗出现的并发症较少，有极少数可出现局部皮肤烫伤。

四、临床应用体会及典型案例

1. 灸法之五行

古代文献记载证明，我国是最早将灸法应用于医疗保健的，它是我们的祖先在长期临床实践中总结出的一种行之有效的治疗方法。目前灸疗法类型颇多，包括隔姜灸、隔盐灸、隔蒜灸、隔面灸、隔豆豉灸、隔巴豆灸、隔附子灸。基于五行属性推演而来，保留传统灸法的特点，选取五行介质、五行穴位、五色构建五介、五穴、五色调五脏的五行灸法理论，以五行模型比拟、认识、规范、整合人与自然的各种关系，依照性质、功能、现象的相似或存在联系的法则，把形同、气同、性同，或形似、气似、性似的归为同类，形成独具特色的五脏灸法，与人体组织结构及自然一并成为有机的整体观。

"灸"在康熙字典类目中为【巳集中】【火字部】；《说文解字》释为"灼也"，即是以火烧灼之意。古人使用火时，存在不慎灼伤的情况，然而身体其他部位的不适却意外减轻。我们的祖先使用陶瓷钵内装着的烧红的木炭，在人体疼痛的部位进行烫疗，发现具有消除寒冷、温通血脉、舒筋活骨、解除疲劳等作用；灸法以其温热之象调和脏腑，故五象疗法中属"火"。

2. 灸法穴位选择

五输穴是十二经脉分布于四肢肘膝以下的五个腧穴，依次为井、荥、输（原）、经、合，是一组重要的特定穴。五输穴的穴位属性与五行相关，并且阴经和阳经有各自的特点。《难经·六十四难》云："阴井木，阳井金；阴荥火，阳荥水；阴输土，阳输木；阴经金，阳经火；阴合水，阳合土。"灸法可根据脏腑阴阳的五行学说及穴位五行属性配伍，选择合适的穴位进行治疗。灸法在临床运用时可根据疾病特征灵活选取穴位，举例如下：

（1）足三里：《针灸甲乙经》云："阳厥凄凄而寒，少腹坚，头痛，胫股腹痛，消中，小便不利，善呕，三里主之。""口噤，喉痹不能言，三里主之。""五脏六腑之胀……取三里泻之。""水肿胀，皮肿，三里主之。""肠中寒，胀满善噫，恶闻食臭，胃气不足，肠鸣腹痛泄，食不化，心下胀，三里主之。""霍乱遗矢气，三里主之。"《备急千金要方》记载足三里治疗"腹中寒胀满，肠鸣腹痛，胸胁中瘀血，小腹胀皮肿，阴气不足，小腹坚，寒热不出，喜呕口苦，壮热身反折，口噤鼓颔，腰痛不可以顾，顾而有所见，喜悲，上下求之，口僻乳肿，喉痹不能言，胃气不足，久泻利，食不化，胁下挂满，不能久立，膝萎寒，热中，消谷善饥，狂言妄笑，恐怒大骂，霍乱，遗尿，矢气阳躁，凄凄恶寒头眩，小便不利，喜哕"。本穴为足阳明胃经合穴，五行属土，对脾胃虚弱、中虚脏寒、经脉痹阻之腰膝酸痛、下肢不遂诸症适用。根据子午流注时间，选择早上辰时灸之可属"火中土"。

（2）太溪：《经穴解》记载此穴可治疗"肾之本病：热病汗不出，默默嗜卧，尿黄，伤寒手足厥冷，大便难，消瘅……肾之肝病：寒疝，胸胁痛，瘦瘠，寒热，久疟咳逆……肾之脾病：呕吐痰实，口中如胶，善噫，痿，牙齿痛，疟癖……肾之心病：心痛如锥刺，心脉沉，手足寒至节，喘息者死，唾血……肾之肺病：咳嗽不嗜食，咽肿"。本穴为足少阴肾经的输穴、原穴，为肾气聚集之处，五行属土，可达到先后天同治、水土合德之功效，灸之可暖肾水、补脾阳。时间应该选择晚上酉时，属"火中水"。

（3）太渊：《经穴解》记载此穴可治疗"肺之肺病：胸痹逆气，善哕呕，饮水咳嗽，烦闷不得眠，肺膨胀，臂内廉痛，乍寒乍热，缺盆中引痛，掌中热，数欠，肩背痛，寒喘不得息，咳血，振寒，咽干。肺之心病：心痛脉涩，狂言口僻。肺之脾病：噫气，上逆，呕血。肺之肝病：目生白翳，眼痛赤。肺之肾病：溺色变，卒遗矢无度"。本穴为手太阴肺经的原穴，亦是输穴，亦是八会穴之脉会，五行属土，适用于肺气不降、肺气不足诸症。根据子午流注时间，选择早上寅时灸之可属"火中金"。

（4）神门：《黄帝明堂经》记载此穴"主遗溺，手及臂寒，呕血上气。疟，心烦甚，欲得冷水，寒则欲处热。热中咽干，不嗜食，心痛，数噫恐悸，气不足，喘逆短气，身热，狂，悲哭。胸满肤胀，喉痹"。《针方六集》云："主心内呆痴，癫痫发狂，健忘，喜怒不时，臂寒而赤，悲哭惊惑，失叹多言，心痛数噫，伏梁、五痫，遗尿失音。"本穴为手少阴心经的输穴、原穴，五行属土，适用于心气不足、心神失养诸症。根据子午流注时间，选择午时灸之可属"火中火"。

（5）大敦：《黄帝明堂经》记载此穴"主卒心痛汗出，大敦主之，出血立已。阴跳遗溺，小便难而痛，阴上入腹中，寒疝阴挺出，偏大肿，腹脐痛，腹中悒悒不乐。尸厥死不知人，脉动如故。小儿癫痫，遗清溺，虚则病诸痿癞，实则闭癃，小腹中热，善寐。卒疝暴痛，灸刺之，男子立已"。本穴属足厥阴肝经的井穴，五行属木，本穴物质为体内肝经的外出水液，水液外出体表后气化为天部之气，此气水湿滞重，所升天部层次也不高，只表现出木的生发特性，故其属木。适用于肝气不舒或肝气生发太过所引发的诸症。根据子午流注时间，选择晚上丑时灸之可属"火中木"。

3. 灸法之五色的选择

老官山汉墓出土医简《五色诊脉》中载："心气者赤，肺气者白，肝气者青，胃气者黄，肾气者黑。"《灵枢·五色》承其观点，曰："以五色命脏，青为肝，赤为心，白为肺，黄为脾，黑为肾。"以此论述五脏之气荣于外的颜色表现，这一认识的获得是借五行特性，推演出与之相关的五色、五脏之五行属性归类，进而构建的五色应五脏理论。临床灸法可运用五色调五脏理论治疗五脏疾病。例如美国策勒医生研究表明环境颜色调整神经紊乱，于是根据不同的治疗目的将治疗环境涂上对应的颜色，并首创了颜色疗法。

我们在实施灸法的同时，根据患者的病症及体质特征来选取相应的五色，如肝气不舒的患者可以选择在大敦穴覆盖青色纸或黑色纸；对心气不足的患者可以选择在神门穴覆盖红色纸或青色纸；对脾胃虚弱、中虚脏寒的患者可以选择在足三里穴覆盖红色纸或黄色纸；肺气不足的患者可以选择在太渊穴覆盖黄色纸或白色纸；肾水不足的患者可以选择在太溪穴覆盖白色纸或黑色纸，以此类推。

4. 典型案例

案例1

陈某，男，1985年12月10日出生。

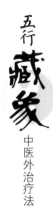

主诉：晨起腹泻半年余。

现病史：患者半年来每日清晨必腹泻1次，便意急迫，大便稀溏，而且便后乏力，肛门重坠。伴有食欲不振，腰酸腿软，头晕目眩，畏寒肢冷，舌淡苔白，脉细弱。

诊断：泄泻（脾肾阳虚）。

证候分析：患者乙丑年终之气所生，在泉之气太阳寒水，终之气主气及客气均为太阳寒水，其所主的那段时间，气候变化以寒冷为特点，患者平素体质以偏阳虚为主，容易罹患肾、膀胱、消化、骨节等部位的疾病。该患者黎明即泻为脾肾阳虚、命门火衰、清气下陷所致；便后头晕乏力，肛门重坠，为中气下陷之征；食欲不振为脾虚失运之象。腰为肾之府故腰酸腿软，清窍不荣故头晕目眩，温煦无力故畏寒肢冷，舌淡苔白、脉细弱亦为虚寒证之舌脉。综上所见，此病机为脾肾阳虚，运化失司之五更泄泻。

治疗：在督脉及膀胱经行长蛇灸治疗。

治疗半年后，患者大便症状明显好转，无腰酸腿软，无头晕目眩，精神状态明显改善。

按：长蛇灸在施灸时沿脊柱铺敷姜蒜泥，形如长蛇而得名。其铺灸面广、火力足、温通力强，并非普通艾灸能达到，具有激发经脉经气、促进阴阳平衡、抵御病邪的功效。督脉为"阳脉之海"，滑伯仁在《十四经发挥》中言："督之为言督也，行背部之中行，为阳脉之都纲。"首先督脉有重要的交会穴，如大椎是手、足阳经的交会穴；风府、哑门是阳维脉交会穴；带脉行经第二腰椎。与此同时，督脉在外行后背与头正中，在内行于脊里，入属脑。"脑为元神之府""头为诸阳之会"，背属阳，因此督脉统领一身之阳气，具有统率诸阳经的功能。膀胱经主表为"六经藩篱"，五脏六腑的背俞穴都位于背腰部膀胱经第一侧线上，五脏六腑之气输注于背腰部的背俞穴，刺激相应腧穴可达到疏通、调节相应经脉、脏腑的功效。长蛇灸火性热而至速，体柔而刚用，能消阴翳，走而不守，善入经脉；背为阳，而背部为督脉和膀胱经所循行之处，施术于督脉与膀胱经第一侧线，能补益机体一身之阳、温通经脉、强壮真元、调和阴阳，激发人体抗衰防老之正气，抗病祛邪，延年益寿，属"火中火"。生姜属"火中木"，《雷公炮制药性解》认为其"主宰精灵，故能通神明，神明通则一身之气皆为我使，而亦胜矣。一身之气胜，则中焦之元气定，而脾胃出纳之令行，邪气不能容矣"。另外《素问·八正神明论》说："月始生，则血气始精，卫气始行；月郭满，则血气实，肌肉坚；月郭空，则肌肉减，经络虚，卫气去，形独居。是以因天时而调血气也。"长蛇灸主要是通过对人体体表经络的刺激，达到调整脏腑气血功能的目的。每月初一为月生期间，是人体气血渐生而旺之时，此时选用长蛇灸，系顺应人体气血逐渐旺盛的生理活动而助其长势。

案例 2

毛某，19 岁。

主诉：反复阵发性喷嚏 15 年。

现病史：患者自诉 15 年前无明显诱因出现阵发性喷嚏，未系统治疗，现为进一步诊治前来就诊。症见：反复阵发性喷嚏，清水样鼻涕、鼻塞和鼻痒，晨起、夜晚或接触过敏原后立刻发作。无嗅觉减退，无口干口渴，无畏寒，睡眠佳，食欲佳，二便调，舌质淡，苔薄白，脉稍弱。专科检查见鼻黏膜苍白、双下鼻甲水肿，总鼻道及鼻底可见清涕或黏涕。

诊断：中医诊断：鼻鼽（肺气虚弱）。

　　　　西医诊断：过敏性鼻炎。

治疗：隔纸灸（太渊）。

证候分析：中医学用"肺开窍于鼻"来说明肺与鼻在生理、病理上的关系。《灵枢·脉度》云："肺气通于鼻，肺和则鼻能知香臭矣。"

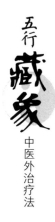

故肺脏功能失调，易导致鼻病；而鼻病的发生、存在也同时影响肺脏宣发肃降功能，两者互相协调也相互影响，治疗不及时易致病邪胶结，日益加重。选取手太阴肺经太渊穴隔纸灸。太渊本穴为手太阴肺经的原穴，亦是输穴，亦是八会穴之脉会，五行属土。《黄帝明堂经》记载，太渊治疗"臂厥，肩膺胸痛，目中白眼青，转筋，掌中热，乍寒乍热，缺盆中相引痛，数欠，喘不得息，臂内廉痛，上膈，饮已烦满。痹逆气，寒厥极热烦心，善唾，哕噫，胸满叫呼，胃气上逆，心痛。咳逆，烦闷不得卧，胸中满，喘不得息，背痛。唾血，振寒，嗌干"。《医学入门》提及："虚者灸之，使火气以助元气也。"即可以通过艾灸温通经脉，补益肺气，调和阴阳。在太渊穴贴黄色纸，李中梓说："黄者，中央土之正色，五行以土为本，胃气犹在。"即取"暖土生金"之意。

案例 3

詹某，男。

主诉：反复口腔溃疡 5 年。

现病史：患者自诉 5 年前无明显诱因反复出现口腔溃疡，以舌尖为主，未系统治疗，为进一步诊治前来就诊。症见：口渴喜饮，心中烦热，失眠，溲黄便干，口舌生疮或腐烂肿痛，手足心热。面赤，唇周多处溃疡，舌尖红绛，脉数。

诊断：口疮（肾水不足，心火亢盛）。

治则：滋阴降火、凉血宁心。

治法：可选择泻心经的荥穴少府配补肾经的原穴太溪。

按：荥穴泻火，主身热；少府属火，为荥穴，能泻心火，疗心烦。《备急千金要方》记载少府"主嗌中有气如息肉状""主阴痛，实时挺长寒热，阴暴痛遗尿，偏虚则暴痒气逆，卒疝小便不利"。太，大也；溪，溪流也，太溪穴名意指肾经水液在此形成较大的溪水。本穴物质为然谷穴传来的冷降之水，至本穴后，冷降水液形成了较为宽大的浅溪，故名太溪。《黄帝明堂经》记载太溪"主热病汗不出……寒厥，足热。胞中有大疝瘕积聚，与阴相引而痛，苦涌泄上下出……消瘅，善噫，气走喉咽而不能言……尿黄，大便难，嗌中肿痛，唾血，口中热，唾如胶"。《外台秘要》记载太溪"主久疟，咳逆心闷不得卧，呕甚，热多寒少，欲闭户而处，寒厥足热；肾胀，热病汗不出，默默嗜卧，尿黄，少腹热，嗌中痛，腹胀内肿，涎下，厥心痛如锥刺其心，心痛甚者，脾心痛也"。泻心经的荥穴少府配补肾经的原穴太溪，适用于肾阴不足，心火偏旺，水火不济，心肾不交之证。心主火，火属南方；肾主水，水属北方，此法为泻南补北法，即泻心火滋肾水，又称泻火补水法。

参考文献

[1]夏循礼.艾灸起源考证[J].中国中医药图书情报杂志，2014，38（4）：41-44.

[2]李经纬，余瀛鳌，蔡景峰，等.中医大辞典[M].2版.北京：人民卫生出版社，2006.

[3]唐晖.基于文献的艾灸疗法应用规律研究[D].广州：广州中医药大学，2011.

[4]张昆.灸法的古今文献研究[D].济南：山东中医药大学，2008.

[5]常小荣，严洁，易受乡，等.灸法补泻之探讨[J].中医外治杂志，2009，18（4）：3-5.

[6]刘小梅，李继明.老官山汉墓医简中的色诊内容初探[J].中医药文化，2016，11（67）：29-32.

[7]王洪图.黄帝内经灵枢白话解[M].北京：人民卫生出版社，2004.

[8]王云五.尚书今古文注疏[M].上海：商务印书馆，1936.

[9]刘熙.释名[M].北京：中华书局，1985.

第六章　拔罐疗法

一、概念阐释

　　拔罐法，古代称之为"角法"，是在中医理论基础指导下，利用燃烧、抽吸等方法使罐具吸附于体表，刺激相应的经络穴位或患处，具有扶正祛邪、活血化瘀、疏经活络、调整气血等作用，达到防病治病的目的。

二、理论渊源及历代演变

　　拔罐法具有悠久的历史，根据目前的史料，最早记载于《五十二病方》："牡痔居窍（肛门）旁，大者如枣，小者如核者方：以小角角之……"书中首次提到了以"角"为工具来治疗疾病。罐具随着时代的迁移而不断改进，秦时期开始出现陶制罐，汉代陶土烧制技术发展，故而多以陶制罐具为主。西晋医家葛洪的《肘后备急方》中用角法医治痈肿，并对针角疗法的适应证及禁忌证也有了比较成熟的见解，强调："痈疽、瘤、石痈、结筋、瘰疬，皆不可就针角。针角者少有不及祸者也。"唐代，我国医学有了很大的发展，角法从理论阐述、具体操作和临床应用等方面形成了比较成熟的学术特点，成为"太医署"医学五大分科之一，并且首次出现竹罐的记载，对其吸拔方法有了进一步改进，水煮竹罐法也应运而生，为后世药物煮罐的发展奠定了一定基础。到了宋元时期，竹罐因取材方便，逐渐取代了角罐。在理论上对"角法"的适应证和禁忌证也做了详细的论述。如红肿高大，阳热实证者，是拔罐适应证；反之，痈疽初期或者阴寒虚证则列为禁忌证。明代对拔罐疗法有了很大的丰富和发展，并推广到了国外（朝鲜）。在外科治疗中广泛使用药罐，如陈实功的《外科正宗》中将煮筒的中药归纳成"煮拔筒方"，并对药罐治疗"疮"的具体操作方法做了详细的阐述。"火罐"一词始见于清代，并沿用至今，赵学敏在《本草纲目拾遗》中详细论述了火罐所用的罐具、适应证及操作方法等。同一时期，藏医、蒙医采用紫铜罐为罐具，这是目前最早的使用金属罐的记载。

近年来，随着国家对中医药发展的重视，并对民间疗法进行了广泛的发掘、整理和研究，拔罐疗法的理论研究不断深入，罐具也得到进一步改进和完善，并广泛应用于临床实践，使之得以传承和发展。拔罐疗法也被正式写入医学教材，并有多部专著问世，确立了拔罐疗法的医学学术地位。在临床上，拔罐疗法从单一的吸毒拔脓发展到医学各科临床实践中，治疗病种数以百计。

随着科技的发展，工艺技术的创新，罐具也变得品种多样，除了传统的牛角罐、竹罐、玻璃罐、金属罐等，还有抽气罐、多功能拔罐器、真空拔罐器等新型罐具。在操作方法上也取得了突破性进展，由传统的煮水、燃烧等排气方法，发展至现代的抽气、挤压、电动等排气方法，使之更加安全简便。在临床应用中，针罐、磁罐、刺络拔罐、按摩拔罐、热敷拔罐、理疗照射拔罐等新方法的出现，改变了以往单一的留罐法。

三、中医作用机理

中医学认为，经络内属于脏腑，外络于肢节，沟通脏腑与体表，将人体脏腑、组织、器官联系成一个有机的整体，并借以行气血，

127

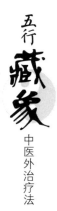

营阴阳，使人体各部功能活动得以保持协调和相对平衡。拔罐疗法是一种温热的刺激，作用于人体肌表，通过罐体边缘吸吮、刮熨皮肤、牵拉挤压浅层肌肉，刺激局部经络、腧穴、经筋或皮部，循经感传，由浅入深，从近到远，调整人体阴阳、脏腑、气血，使之趋于平衡。

治疗时，不同的罐具都可通过负压将皮肤吸起并使局部腠理开泄，打开病邪的出路；操作上频繁闪罐或长时留罐，均可提供较持久的吸拔力，可将病邪源源不断地由里至表拔出体外。由此拔出机体中的风寒湿邪、毒血脓液等病邪，起到了散寒除湿、祛风解表、消肿止痛、温经通络的作用。操作时，根据不同罐种的选择，有的借助热力（火罐），有的借助相应药物（药物罐）等，进一步拓宽了拔罐疗法的临床应用范围。

四、现代研究进展

现代研究表明，拔罐疗法具有机械刺激和温热疗法两大作用，能有效调节机体免疫功能。拔罐疗法能通过体液免疫和细胞免疫调整免疫功能，进而产生整体的效应。对体液免疫功能紊乱的患者，可使偏低或偏高的免疫球蛋白恢复到正常水平，故而拔罐具有双向调节作用，可以增强自身抵抗力。罐内形成的负压属于机械刺激，可使皮下产生瘀血，诱发自溶血现象。随着红细胞溶解，会产生一种类组织胺物质，进入血液后可增强组织器官的活力。温热刺激能促进局部血液循环，增强机体新陈代谢，改善局部组织的营养状态，提高白细胞和网状细胞的吞噬能力，从而增强局部的抵抗力。同时，机械与温热的良性刺激可通过局部皮肤、血管感受器传入中枢神经系统，产生反馈作用，并改善局部组织代谢情况，促进机体恢复。

五、拔罐的作用及适应证

1. 作用

（1）扶正祛邪，调和营卫

拔罐疗法，可拔除体内的风、寒、湿等邪气，使失衡的脏腑、经络、气血功能得到恢复，从而提高机体的抗御防病能力，即所谓邪去而正安。扶正则多选用留罐或在背俞穴拔罐的方法。

（2）活血化瘀，疏经活络

中医理论认为"不通则痛"，经络气血瘀阻不畅，会产生多种病痛。拔罐疗法对促进气血运行、改善瘀血、缓解疼痛有明显疗效。其主要是通过对穴位经络或疼痛部位的物理刺激，改善机体气血循环，使经络气血通畅，脏腑组织器官得到濡养。

（3）调整气血，平衡寒热

拔罐疗法可调整人体阴阳气血的虚实变化，促使阴阳转化、消长，即所谓"重阴必阳，重阳必阴""寒极生热，热极生寒"。

（4）反映病候，协助诊断

拔罐后，施治部位的皮肤会发生变化，根据其不同变化，有助于推断病邪的性质。如有瘀血者，罐印多为紫黑而暗。寒凝血瘀者，罐印发紫并伴有斑块。阴虚、气血两虚或阴虚火旺，罐印多鲜红而艳。

2. 适应证

拔罐疗法适用的病证覆盖内、外、妇、儿、五官各科多种病症，在急性病中，亦有所建树，如急性腰扭伤、急性扁桃体炎、胆绞痛等，也用于牛皮癣、红斑性肢痛症等现代西医较难根治的疑难病症。常见适应证有：

（1）颈肩腰背痛、肌肉劳损、类风湿关节炎、退行性骨关节病、风湿性关节炎等。

（2）外感风寒湿邪、咳嗽、哮喘、高血压、面神经麻痹、头痛、

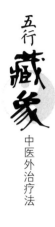

三叉神经痛、中风后遗症、消化系统疾病等。

（3）痤疮、疔、疖、痘、丹毒、虫蛇咬伤等。

（4）月经不调、痛经、带下、闭经、盆腔炎、产后病症、更年期综合征、乳腺炎等。

（5）小儿消化不良、厌食症、腹泻、遗尿、百日咳、流行性腮腺炎等。

（6）湿疹、荨麻疹、神经性皮炎、白癜风、带状疱疹等。

（7）鼻炎、牙痛、扁桃体炎、口腔溃疡、慢性咽喉炎等。

六、拔罐器具及方法

1. 常用罐具

（1）玻璃罐

玻璃罐形似笆斗，肚大口小，罐口边缘略外向突，按口径及内腔大小可分为多种型号。其质采用玻璃，罐体透明，罐口光滑不易损伤皮肤，是目前临床应用最为广泛的罐具。但其有导热快，易烫伤，质地脆弱等缺点。

（2）竹罐

生长年限长的竹子质地坚实，火烤而不易变形、漏气，故竹罐多选取坚实成熟的老竹制作。竹子生长迅速，故取材方便且经济实惠，质轻而轻便耐用，制作相对简单，而且便于携带，不易打破。但是竹罐相对来说易干裂漏气，不透明，无法观察罐内皮肤的变化。

（3）陶瓷罐

陶瓷罐由陶土制成，此罐适用于火力排气法。使用陶土烧制而成，形似玻璃罐，根据其罐口径的大小有多种型号可供选择。陶瓷罐取材较方便，陶土烧制而成，经济实用，质地光滑，吸拔力大，北方多喜用之。

（4）抽气罐

随着科技的发展，有机玻璃及透明塑料得到广泛使用。抽气罐因其轻便且透明，是传统罐具改进的一大突破，其不会发生烫伤，安全性更高且易调控吸拔力，目前广泛应用于家庭和个人的自我保健。

（5）金属罐

金属罐主要由铜、铁等金属材料制成，多用火力排气法。外形与玻璃罐相似。金属质地坚硬，不易破损且消毒便利；但金属导热快，容易烫伤皮肤，并且制造价格高，故临床使用较少。

（6）橡胶罐

临床上有时会在耳、鼻、眼、头皮、腕踝部等凹凸不平的部位拔罐，故橡胶罐应运而生。其形状因临床需要各异，小的可用于耳穴，大的可以覆盖整个人体，多用抽气排气法。优点是不易破损，消毒便利。缺点是价格较高，不透明，无法观察罐内皮肤的变化。

（7）兽角罐

兽角罐多见于我国边远少数民族地区，用牛、羊等兽角制成，顶端留一孔，用于吸吮排气。

2.拔罐方法分类

（1）火罐法

火罐法是指利用热力使罐内形成负压，将罐吸着在皮肤上。根据投火方式不同有下列几种方法：

① 投火法：将纸或其他易燃物折成宽筒条状，点燃后投入罐内，迅速将罐吸附于施术部位。须注意将纸投入罐内时，未燃的一端应向下。若燃烧后罐内剩余纸筒条的长度大于罐口直径稍多时，此法即便是用于仰卧位拔罐，也不致灼伤皮肤。此法适用于侧面拔，特别是不容易上罐的部位，如关节等。初学者可在治疗部位涂擦一点水，可吸收热力以保护皮肤。

② 闪火法：用镊子或止血钳夹取纱布制成火把，蘸取适量浓度为

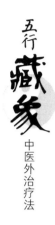

95%的酒精，点燃后将火把置于罐内，燃烧空气形成负压，然后迅速将罐吸附于施术部位。此法较为安全，不受体位限制，是临床常用的拔罐方法。须注意操作时尽量避免罐口触及火焰，以免灼伤皮肤。

③滴酒法：向罐内滴1～2滴浓度为95%的酒精，旋转罐体让酒精均匀分布于罐体的内壁下半部分，然后点燃酒精，排出气体，将火罐迅速扣在选定的治疗部位上。

（2）水罐法

此法一般应用竹罐操作。将在沸水中加热的竹罐取出，倾倒甩去水液，用折叠的毛巾紧扣罐口，趁热按在施术部位，即能吸住。

（3）抽气法

本法专用于抽气罐，将真空枪口套住罐具顶部的活塞后，垂直快速抽吸数次，以拔罐部位皮肤隆起，以患者耐受为度。罐具吸附于体表后，将真空枪拔下，轻按罐具活塞以防漏气。

3. 单一罐法种类

（1）单罐

此法用于局部小范围病变或压痛点。根据患病部位大小选取不同型号的火罐。如在中脘穴拔罐治疗胃病，在天宗穴拔罐治疗肩周炎等。

（2）多罐

此法适用于大范围的病变。根据病变部位的解剖形态等情况，酌量吸拔火罐。如竖脊肌劳损时，将多个火罐吸拔覆盖于竖脊肌的体表位置，称为"排罐法"；治疗内科疾病时，亦可根据脏器相应的体表解剖部位纵横排列吸拔。

（3）闪罐

反复以闪火法将罐拔住后立即起下，再迅速拔上，以施术部位皮肤潮红为度，此法多用于虚寒证。

（4）走罐

此法亦称游走罐、行罐、推罐。将火罐吸附于涂有润滑介质的施术部位上，医者以右手握住火罐，以左手扶住并拉紧皮肤，使火罐在皮肤表面移动，以局部皮肤红润、充血、甚至出血为度。此法适用于如脊背、腰臀、腿部等面积较大、肌肉丰厚的部位。

4. 复合罐法种类

（1）药罐

药罐常用的有以下两种：

① 煮药罐：将竹罐投入特定的、适当浓度的药汁中，滚煮15分钟，使用时，按水罐法吸拔在治疗部位上。

② 贮药罐：在罐内先放一定量的药液（常用的为生姜汁、风湿酒等），然后吸附在治疗部位上。

（2）刺血（刺络）拔罐

将治疗部位的皮肤消毒后，用三棱针点刺出血或用皮肤针叩打后，再行拔罐。

七、五行藏象罐法

1. 游走罐法（木火）

此法具有扩张局部微血管，降低其通透性的作用，此法作用于督脉和足太阳膀胱经。督脉为阳脉之海，统摄人体一身之阳气；足太阳膀胱经起于头面部之睛明穴，止于足小趾之至阴，自上而下，贯穿人体五脏六腑之气机。所以，在此两条经脉上运用游走罐法，具有通阳达表，调理气机，提高人体免疫力的作用。在传统文化中，关于气的展放、疏泄等运动形式，以"木"来命名。天有五行，人有五脏，在中医理论体系中，肝属"木"，古语云"同气相求"，故可以说游走罐法因其调理气机的作用，具有"木"的特质。而其通阳达表的特性，又具有"火曰炎上"的特质，火具有炎热、升腾、明亮、向上等特性，体现了"阳"的特征。由此观之，游走罐在五行属性中，可归纳为

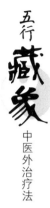
"木火"之性。

将游走罐速度的快慢与吸力的大小有机结合，能产生不同的治疗效果。这种结合通常分为轻吸快移、轻吸慢移、重吸快移、重吸慢移四种手法。

（1）轻吸快移

此法主要能激发卫气。吸入罐内皮肤高于罐外 3 ～ 4mm 为轻吸，以约 30cm/s 的速度快速移动罐体。此法吸力小，作用于肌表。而卫气循于肌表皮肤之中，起着保卫机体、抗御外邪的作用。本法对皮肤产生的适宜刺激能够激发机体卫气，加之其温热效应，有驱邪外出、温经散寒等作用。应用于外感（多以足太阳皮部为主），肌肤麻木（配合局部施术）等症疗效明显。

（2）轻吸慢移

此法常用于游走罐开始阶段，即较轻地吸拔，缓慢地移动。温热刺激可以让局部肌肤逐步适应更为强烈的拔罐刺激，有效消除患者的疼痛不适感及恐惧心理，提高患者对此法的接受度。

（3）重吸快移

此法可营卫双通。使肌肤深吸于罐体内，罐内皮肤面高于罐外 8mm 以上，以约 30cm/s 的速度快速移动罐体。此法罐内负压较重吸慢移法小但较轻吸快移法大，作用层次在其之间，速度适中。既可祛瘀通脉，行气通络，又可激发卫气。

（4）重吸慢移

此法具有调和营血的作用。使肌肤深吸于罐体，缓慢移动罐体。此法吸力大，作用层次深。缓慢推罐可激发营血，具有祛瘀通脉的作用。

游走罐的介质常选用橄榄油、香油等润滑剂。根据疾病亦可选择具有润滑性质的药物作为介质，如红花油、老姜油等。

2. 刺络拔罐法（金水）

此法具有清热泻火、凉血解毒的作用。中医认为"水曰润下"，取象比类，将具有滋润、下行、寒凉等性质或作用的物质和现象，均归属于水。"金曰从革"，其具有肃降之特性，引申为一切凉肃、敛降等性质或作用的物质和现象，均可归属于"金"。刺络拔罐具有泄热凉血解毒的作用，可引申为"金水"的特性，故我们可概括刺络拔罐法具有"金水"的特性，五行属性为"金水"。

3. 闪罐法（火中木）

闪罐法可通过反复吸拔，将机体内的风寒湿邪吸出体表，达到祛邪的效果。闪罐时，会反复烘烤表皮，有温煦作用。故闪罐法常运用于风寒之邪侵袭肌表之轻证，具有祛风解表，散寒除湿的功效。闪罐法有散寒之用，具温热之性；有祛风通络之功，具舒达之性。木郁达之，火郁发之，由五行特性推理，闪罐法其五行属性可概括为"火中木"。

（1）闪罐法的优点

闪罐法具有其他罐法不具备的一些优点。普通的火罐法也叫定罐法，因留罐时间长，多会留下罐印、罐斑，影响美观。而闪罐法因其不留罐，不会在体表留下瘀斑；并且经过反复闪罐，对机体产生温热刺激，可祛风散寒、活血化瘀，对虚证患者有很好的温补作用。

（2）闪罐的基本操作流程

患者取适当体位，根据治疗部位选择大小合适罐体型号，施术者右手持罐体，左手持火把，将罐体置于施术部位附近，以闪火法将罐体吸附于治疗部位，吸附成功后迅速将罐体取下，再拔，再取，如此反复操作数次。当罐腰底部发热时，再以罐壁滚熨治疗部位，直至皮肤潮红为度。

（3）操作要领

闪罐要求速度要快，节奏适宜；快速闪罐时火容易熄灭，影响闪罐操作的流畅性，只有罐的大小与火的大小相配，才能顺利进行闪罐操作；闪罐法是快速反复地进行吸拔，火焰会使一侧罐口过烫，会让患者感到灼痛，甚至烫伤肌肤。因此，闪罐操作时必须旋转火罐，方法是：起罐时以左手食指尖端按住罐底，拇指尖与其余3指指尖相对，少许顺时针移动后握住罐体，旋转起下火罐。

八、典型案例

案例1

包某，男，52岁。

主诉：右侧胁痛3月余。

现病史：患者诉3个月前无明显诱因出现右侧胁部胀痛，痛引肩背，情绪不良及饮酒后加重，晨起偶有口苦，无恶寒发热，无反酸烧心等不适，纳寐可，大便偏稀，质黏，日1～2次，小便无异常。舌边红，苔黄稍厚，脉弦滑。

查体：未见明显异常。

辅助检查：肝、胆、脾、胰B超未见明显异常。

诊断：胁痛（肝郁气滞）。

治则：疏肝解郁，行气止痛。

治法：木火之象之游走罐施于背部膀胱经及两侧肝经、胁肋部。

按：患者平素体健，军人出身，性格刚强，嗜酒，可知其肝升太过，木为水之子，肝木过耗则肾水易亏，久则水不涵木，肝气易郁。胁，指胸之两侧，由腋下至季胁之胁肋区。胁痛，即偏左、偏右，或左右两侧之胁肋部疼痛。胁痛与肝胆疾患关系密切，《黄帝内经》有"邪在肝，则两胁中痛"和"邪客于足少阳之络，令人胁痛不得息"等论述。《类证治裁》也说："肝脉布胁，胆脉循胁……故胁痛皆肝胆为病。"引起胁痛的原因很多，如《证治汇补》所说："因暴怒伤触，悲哀气结，饮食过度，风冷外侵，跌仆伤形，叫呼伤气，或痰积流注，或瘀血相搏，皆能为痛。"临床上，一般把由肝病引致之胁痛，分为肝气郁结、瘀血停着和肝阴不足三种类型，但辨证当以气血为主。凡症见胀痛，多属气郁；刺痛，多属血瘀；隐痛，多属血虚。痛与不痛，是鉴别气分或血分的主要标志。治疗上，气分以疏肝理气为主；血分以活血化瘀为主。肝木之气，疏泄不及，水中火气不足，则无汗、胁痛、腹痛、便难、妇人月经推迟等病。故取具有木火之性之游走罐于背部膀胱经及两侧肝经、胁肋部治疗，具有疏肝理气止痛之功效。经诊疗后症状明显好转，胁肋部疼痛基本消失。

案例2

患者韦某，女，22岁。

主诉：面部痤疮半年余。

现病史：患者于半年前因工作压力及熬夜后出现面部痤疮，以双颊部为主，疮面红肿，突出皮肤，偶有发热发痒，食用辛热食物及情绪不佳后加重，经前期明显。患者平素体健，情绪易激动，经前乳房胀痛，余无异常。舌红，苔黄稍厚，脉弦数。

诊断：痤疮（肝郁化火）。

治则：疏肝解郁，清热泻火。

治疗：先取金水象之刺络拔罐清热泻火，继以针刺以疏肝解郁。

按：中医理论认为"有诸内，必形诸外"，人体某一局部的病理变化，往往与其内在体质有关，个体体质的差异性可导致其对某些致病因素具有易感性。近年来，不少医者强调"郁"以多样的类型和表现形式贯穿于痤疮发生的不同阶段。随着社会经济的发展，人们物质生活的提高、生活节奏的不断加快，以及工作压力的不断增大，饮食不规律、情志不舒畅的人群日益扩大，痤疮患者辨证以肝郁湿热型居多，其多因饮食不节，累及中焦，运化失常，内生湿热，兼之情志不畅，肝气郁结，经气不畅，湿热之邪客于肌腠之间，郁久化腐成脓而致，其病机可以"湿郁、热郁、气郁"概之。本案患者火太过则病疮

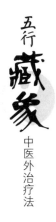

疬，肝木之气过旺则病疮疡于两颊。木郁达之，热郁泻之，湿郁化之，刺络拔罐法是刺络放血与拔罐相结合的一种综合疗法，由《灵枢·官针》论述的九针中的刺络发展而来。《黄帝内经》提出了"血实者决之""菀陈则除之者，去血脉也"的刺血原则，说明刺络疗法可排出瘀血以祛毒、疏通经络、调节脏腑气血，配以拔罐疗法，可增强和血通经活络之功。现代医学研究表明，刺血疗法能有效改善微循环，促使新陈代谢旺盛，排除体内有害物质，具有泄热、抗炎作用，同时可以增强机体免疫力，改善肠胃功能；拔罐法可通过负压作用产生组胺或类组胺物质，达到通经活络、祛风除湿的目的，排除体内毒素，改善局部皮肤营养状态。选取大椎穴及双侧曲池穴进行刺络拔罐治疗，督脉为阳脉之海，总督一身之阳经，阳经又常为热毒之邪蕴积，大椎穴是手足三阳经与督脉交会之处，在大椎穴放血能泻阳明蕴热，起到调达气机、泻热散结、活血化瘀之功。曲池穴为手阳明大肠经合穴，经气充盛且入合于脏腑，大肠与肺相表里，在曲池处刺络放血，能起到通腑清肺、泻热解毒的作用，使邪有出路。

刺络拔罐具有泄热凉血解毒的作用，故患者木郁火郁之象，可先予金水象之刺络拔罐以清热泻火治其标象，故痤疮快速消退。后期结合针刺以疏肝解郁，达到标本兼治的目的。

案例3

傅某，女，38岁。

主诉：口角㖞斜1天。

现病史：患者1天前因气温骤降外出受风后觉左侧耳后疼痛，昨日喝水时发现左侧口角漏水，口角向右㖞斜。刻下症见：患者口角向右㖞斜，左侧额纹变浅，左眼不能闭合，左侧面部板滞，麻木，伸舌偏左，吹气左侧口角漏气，左耳后完骨处压痛明显。病程中无发热畏寒，无头晕头痛，无恶心呕吐，纳食香馨，夜寐安宁，二便正常。舌淡红，苔白腻，脉沉滑。

查体：神志清楚，精神可。查体合作，头颅、五官无畸形，眼睑无浮肿，巩膜无黄染，双侧瞳孔等大等圆，直径约 3mm，对光反射灵敏；口角向右歪斜，左侧额纹变浅，左眼不能闭合，左侧面部板滞，麻木，伸舌偏左，吹气左侧口角漏气，左耳完骨处压痛明显。颈软，颈静脉无怒张，四肢肌力、肌张力正常，生理反射存在，病理征未引出。

辅助检查：心电图示窦性心律；头颅 CT 未见明显异常。

诊断：面瘫（风寒袭表）。

治则：疏风散寒，温经通络。

治法：取火木之象之闪罐疏风散寒，联合温针灸温经通络

按：患者青年女性，平素喜冷贪凉，突逢降温受寒，致气血痹阻，经筋功能失调，肌肉失于约束，发为本病。巅顶之上，惟风可达；诸风掉眩，皆属于肝。寒性收引，加之风木之性太过，则寒邪外袭，肝失疏泄，肝主筋，筋失濡养则发为面瘫。"木郁达之，火郁发之"，该患者可用"火木之象"之闪罐法结合温针灸结合治疗，以疏风散寒、温经通络，从而能达到很好的疗效。

参考文献

[1]洪寿海，刘阳阳，郭义.拔罐疗法作用机理的研究进展[J].河南中医，2012，32（2）：261-263.

[2]钟蓝，李利，李静，等.走罐对红细胞免疫功能的影响[J].中国针灸，1999，（6）：48-49.

[3]孟祥燕.拔罐疗法治疗优势病症的文献研究[D].济南：山东中医药大学，2011.

[4]余迪霞，吴建贤.拔罐对免疫系统影响的研究进展[J].颈腰痛杂志，2012，33（3）：229-232.

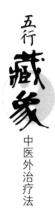

[5] 赵义静，刘佩东，陈泽林，等.不同参数督脉走罐对亚健康人体背部局部皮肤血流量影响的初步观察[J].天津中医药大学学报，2015，34（1）：18-22.

[6] 金兰，刘阳阳，孟向文，等.拔罐对健康人体背部皮肤血流量影响的初步观察[J].针灸临床杂志，2010，26（11）：4-5.

[7] 田宇瑛，秦丽娜，张维波.不同拔罐负压对皮肤血流量影响的初步观察[J].针刺研究，2007，32（3）：184-185.

[8] 张莉，唐丽亭，仝小林，等.拔罐疗法对人体局部血红蛋白的影响及分析[J].中国针灸，2001，21（10）：619-621.

[9] 姚新.循经拔罐配合针刺法治疗慢性腹泻的效果观察[J].吉林医学，2006，27（11）：1403-1404.

第七章　刮痧疗法

一、概念阐释

刮痧疗法，是在中医经络理论的指导下，用边缘光滑的铜钱、瓷器片、水牛角等工具，蘸取植物油、清水或酒在人体体表进行反复刮动，以皮肤出现潮红，或紫红色，或暗红色的血斑等出痧，从而达到防治疾病的一种治疗方法。

二、理论渊源及历代演变

刮痧疗法，最早可追溯至战国时期的帛书《五十二病方》，帛书中多处讲述到"布炙以熨"和"抚以布"，已初见刮痧疗法的模式。最早的关于刮痧文献的记载是晋代葛洪《肘后备急方》，此书卷七《治卒中沙虱毒方第六十六》中记载运用刮痧治疗沙虱侵入人体所出现的皮肤发疹。关于痧证的记载可见于明·赵宜真所集之《秘传外科方》，在《救解诸毒伤寒杂病一切等证》章节中论述："绞肠痧证，发即腹痛难忍……"明代王肯堂《证治准绳》中论述了有关痧证的病候和治疗方法："干霍乱者，忽然心腹胀满，绞刺疼痛……或麻皮蘸油刮臂膊上，或视膝腕内有红筋刺出紫血，或刺十指头出血，立愈。"张景岳《景岳全书·霍乱》载："今东南人有刮痧之法，以治心腹急痛，盖使寒随血聚，则邪达于外而脏气始安，此亦出血之意也。"我国第一部关于痧证

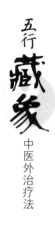

的专著是清代郭志邃撰写的《痧胀玉衡》，其中的《刮痧法》一节有如下描述："背脊颈骨上下及胸前、胁肋、两背、肩臂痧，用铜钱蘸香油刮之，或用刮舌刨子脚蘸香油刮之。头额、腿上痧，用棉纱线或麻线蘸香油刮之。大小腹软肉内痧，用食盐以手擦之。"清代张路玉在《张氏医通》中论述刮痧曰："举世有用水搭肩背及臂者，有以苎麻水湿刮之者，有以瓷碗油润刮之者。"清代陆乐山在《养生镜》中详细地论述了刮痧疗法的运用："颠折、头痛舌麻，头摇不止，痛如打折，面带麻木……用香油刮脑户穴、风府穴。"清·张志聪《侣山堂类辨》曰："所谓痧者，身上有斑点如砂，或用麻刮之，则累累如朱砂，故名曰痧……故浅者刮之，深者刺之，使邪气外泄，而痛可止。"明清医家论述刮痧疗法所用的麻线、棉纱线、油线、苎麻等水湿刮法，与《五十二病方》中的"布炙以熨""抚以布"等有密切的渊源。

三、现代研究进展及应用

1. 现代研究

目前现代医学研究刮痧疗法的作用机理，主要有以下几个方面：

（1）调节免疫

经络刮痧是直接刺激末梢神经来调节神经及内分泌系统，从而增强细胞的免疫功能，也可以产生大量的血清而增加抗体。

（2）抗炎与抗氧化损伤

刮痧过程中的出痧是机体的毛细血管扩张甚至破裂，血流外溢，形成皮肤局部瘀血斑点，出痧不久后就能溃散，形成自体溶血，加强了局部的新陈代谢，从而起到了消炎的作用。通过大鼠耐力训练实验来研究刮痧疗法对训练大鼠肝脏组织的抗氧化能力和运动能力的影响，结果表明刮痧可以提高肝脏抗氧化酶的活性，从而可以提高大鼠的运动能力。

（3）神经调节

刮痧疗法主要是对中枢神经系统发出刺激信号，通过神经反射的传递，中枢神经再加以分析综合，调整自主神经，调节机体各个部位的功能产生预防作用。

2.功效及适用范围

（1）发汗解表

刮痧通过外力使血液循环加快，毛细血管扩张充血，毛孔开泄，增加汗腺的分泌，腠理开泄，外邪得以排除。

（2）调畅气机

刮痧刺激体表经络穴位，疏经通络，增强经络所属脏腑功能，治疗经络气血偏盛、偏衰或气机紊乱，进而起到调畅脏腑气机的作用。

（3）温经散寒

刮痧刮拭的刺激使局部产生热效应，起到温经散寒的作用。如风寒型落枕，是由风寒湿邪直中经络导致颈项部的气血凝滞、经络痹阻，运用刮痧可温经散寒，疏通经脉。

（4）活血祛瘀

刮痧刮拭体表肌肤，通过刮力使肌肉舒张，毛细血管扩张充血，加强组织血液循环，增加组织的血流量，进而起到活血祛瘀的作用。

（5）舒筋通络

刮痧是通过舒张肌肉，使瘀堵的肌肉、经脉得以舒展，行气化滞，达到舒筋通络的作用，缓解疼痛，通则不痛。

（6）排毒祛邪

刮痧运用外力使体内的瘀热毒邪通过体表的腠理开泄而排出体外，达到排毒祛邪的作用。

（7）美颜塑形

刮痧作用于面部、躯干，祛湿通络，活血化瘀，肌肤血管扩张，新陈代谢加快，起到排毒养颜、舒缓皱纹、行气消斑的美颜作用及减

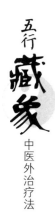

肥塑形的作用。

刮痧疗法临床应用范围较广，以往主要用于痧证，现广泛应用于临床中，涉及内、外、妇、儿各科。临床上治疗的主要病症有：中暑、感冒、发热、咳嗽、牙痛、口疮、头晕头痛、风湿痹证、跌打损伤、软组织劳损、小儿厌食、高血压、失眠、颈腰椎痛、黄褐斑、痤疮、肥胖、焦虑症、抑郁症、腹胀、便秘、乳腺增生、痛经、荨麻疹等。

3. 操作规程

（1）刮痧工具

工具应边缘钝且光滑没有破损，如水牛角、铜钱、硬币、瓷汤匙等，用小碗或酒盅1只，盛少许清水或植物油，另备酒精棉球或干净毛巾。

（2）刮痧部位

根据病情选择相应的经脉、腧穴进行刮痧，选经取穴原则及配穴方法与毫针刺法一样。如失眠选取头面部、膀胱经；抑郁症选取膀胱经、两侧胁肋部。

（3）刮痧方法

根据病情选取适当的体位，充分暴露刮痧部位，用酒精棉球在刮痧部位局部消毒，或者用干净毛巾擦拭刮痧的部位。操作者右手执刮痧工具，蘸清水或植物油后，在刮痧的体表部位，由上向下或自下而上轻轻顺刮或自内向外反复刮拭，力度逐渐加重，刮时力量要均匀，腕力带动刮痧工具沿同一方向刮，大约刮 10 ～ 20 次，以刮拭部位出现紫红色的斑点或斑块为宜。如需多处刮拭，先刮头、颈、项部位，再刮拭背部、胸部和四肢部位。刮痧后，擦干刮痧部位的水或油渍，嘱患者适当休息，补充水分，避风寒。1 周进行 1 次刮痧治疗，4 次为 1 疗程。

（4）刮痧补泻手法

刮痧疗法可分为补法、泻法和平补平泻法三种。补法和泻法，与其刮拭力量的轻重、时间的长短、速度的快慢、刮拭的面积大小及刮拭的方向等有关。

① 补法：刮拭力度轻、刺激时间短、刮拭速度慢、痧痕点数少、顺经脉循行方向刮拭、刮拭后加艾灸。

② 泻法：刮拭力度重、刺激时间长、刮拭速度快、痧痕点数多、逆经脉循行方向刮拭、刮拭后加拔罐。

③ 平补平泻法：介于补法和泻法之间，或刮拭按压力大，速度慢；或刮拭按压力小，速度快；或刮拭按压力及速度适中。

4. 禁忌证及注意事项

（1）禁忌证

① 急危重症者禁刮，如急性传染病及脏器功能衰竭者。

② 孕妇禁刮，妇女的乳头禁刮。

③ 刮拭部位皮肤有溃烂、损伤、炎症等均不宜用此种疗法；大病初愈、气血亏虚、饱食、饥饿状态下不宜刮痧。

（2）注意事项

① 操作前操作后注意补充水分。

② 忌干刮，工具光滑无破损，避免刮伤皮肤。

③ 避风寒，注意保暖，以防刮痧时腠理开泄，风邪袭入，加重病情；刮痧后保持情绪平静，忌生冷瓜果和油腻食品。

④ 刮拭力度以患者耐受为主，刮痧条数视病情而定，勿刮拭过度。刮痧后病情加重，立即送医院就诊。

四、典型案例

案例 1

患者女性，1972 年 4 月 12 日出生。

主诉：头痛 5 年。

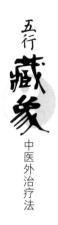
2016年5月25日初诊：患者自述5年前始因琐事与人争执后出现头部胀痛不适，以颠顶为主，时有两侧偏头痛并伴有不固定性的关节疼痛。病后患者多次院外住院，考虑为"神经性头痛"，经中西医结合对症治疗稍有好转，但仍反复发作。今闻"中医五行藏象疗法"效果显著，遂来求诊。刻下症见：颠顶胀痛及关节疼痛，伴胃纳欠佳，腹部胀满不适，食后尤甚，睡眠差，口干苦，小便黄，大便可，舌质红，苔黄腻，脉弦数。

诊断：头痛（肝肾精亏，肝阳上亢）。

证候分析：本病属内伤头痛，患者素体精亏，又逢丙申年三之气与人争执引动相火，肝风内动，肝阳上亢，风火夹痰上扰致头痛不止。本病"风火相扇是其标，肝肾精血亏虚乃其本"；治宜标本兼治，以平肝潜阳，息风止痛为法。

治则：滋阴填精，平肝潜阳。

刮痧处方：用泻法，依次取手少阳三焦经、足少阳胆经、足阳明胃经以清热泻火；再用补法，依次取足少阴肾经、足厥阴肝经滋阴填精，平肝潜阳；1周2次，3周为1疗程。

2016年6月18日二诊：3周后患者头痛衰其大半，无明显关节疼痛，纳食好转，寐可；但仍有腹胀不适，舌质淡红，苔薄黄，脉细。患者火势已退，风势已减，病已去其半；但因患者久病耗伤脾胃，元气未复，故以平补平泻脾胃经收其功。1周2次，3周后患者诸症皆除，随访3个月未再复发。

按：患者壬子年，二之气出生。壬子年岁木太过，少阴君火为其司天之气，二之气主气为少阴君火，客气乃厥阴风木。患者出生之体质格局为君火渐盛，风气来复之时，风火相扇，其精血内亏。丙申年三之气，司天之气、主气及客气均为少阳相火，肝血温升，阳气外散；又因患者与人争执，引动相火。《黄帝内经》有云："诸痛痒疮，皆属于心。"肝血温升，生而不已，温化为热，则生心火。然火势过旺可使肝肾阴虚，肝阳上亢，经络失养，故动风头痛，故头痛以厥阴经为主；肝血不足，筋失濡养，故有多发性关节疼痛；故初诊以泻法，选取手少阳三焦经、足少阳胆经、足阳明胃经清泻其热；又以补法取足少阴肾经、足厥阴肝经滋阴填精，平肝潜阳而成效显著。然"脾胃为气血生化之源"，肝气之升全赖己土之左旋，肺气之降乃由戊土之右转，故二诊以平补平泻脾胃经，调节气机升降，使气血生化有源而防病再发。

案例 2

患者，女性，24 岁。

主诉：颜面部丘疹反复发作半年余。

2016 年 7 月 13 日初诊：患者诉半年前开始反复出现颜面部丘疹，红肿、疼痛、瘙痒不适，脓头如刺，可挤出黄白色碎米样粉汁，主要分布于两侧脸颊部及额部。病后患者曾多次外院就诊，并自行购买"中药面膜"外敷进行治疗，未见明显好转。今来诊症见：两侧脸颊部及额部散在丘疹，皮肤油腻，伴有口中黏腻，口臭口苦，时腹部胀满，胃纳差，寐尚可，大便 2～3 日 1 行且黏滞不爽，尿黄。舌质偏红，苔黄微腻，脉滑数。

诊断：粉刺（脾胃不和，湿热中阻）。

证候分析：本病属粉刺病，缘由患者素体嗜食辛辣煎炸之品，耗伤中气，水湿内聚，阳气内壅不得外散，使湿热中阻，阴火上乘所致。故治当健脾和胃，清化湿热为法。

治则：健脾和胃，清热化湿。

刮痧处方：用泻法，依次选取督脉、手阳明经大肠经、足阳明经胃经、足太阳膀胱经。1 周 2 次，3 周为 1 疗程。

2016 年 8 月 6 日二诊：患者颜面部粉刺无新发，残留色素沉着。舌质淡红，苔薄，脉濡。拟取平补平泻脾胃经 2 次防其再发，随访 3 个月未再复发。

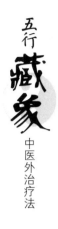

按：本例患者初诊选取泻督脉、手足阳明经、膀胱经之经气。督脉为阳脉之海，统率一身之阳气；患者湿热中阻，阴火上乘；邪盛于外，阳往乘之，病势难却，故起手以泻督脉燔灼之气，挫其火热之邪。然湿热内蕴，皆由患者嗜食辛辣煎炸之品，耗伤中气所致；阳明为多气多血之经，过食辛辣，胃热炽盛灼伤肺金，则水必来复以救其母，使湿热蕴中，缠绵不离，故再泻阳明之气以败其太过之燥。火热已去，然湿气仍留，不去其湿，邪必重来，故再取足太阳膀胱经泻其经气而导龙入海以利小便，使湿热之邪由小便而出，正所谓"治湿不利小便，非其治也"，又膀胱经与肾经互为表里，开太阳之表以利玄府可合少阴之里而固肾精。二诊之时患者病势已却，故取脾胃经以平补平泻收其功。

案例 3

患者，女性，54 岁。

主诉：入睡困难 3 年。

2017 年 3 月 11 日初诊：患者自述 3 年前因家庭琐事出现入睡困难，并日渐加重，甚则彻夜不得眠。病后患者曾多方求医效果不显，目前使用"阿普唑仑片"帮助睡眠，但仍见多梦易醒、醒后再入睡，伴有心烦易怒、焦虑不安、胸闷胁痛、口苦、面红目赤，时伴有腹部胀满不适，纳差，大便干结难解，3～4 日 1 行，尿黄。舌质红，苔黄，脉弦数。现为求进一步改善睡眠质量及停用西药治疗特来求助"中医五行藏象疗法"。

诊断：不寐（肝郁化火）。

证候分析：本病诊断为不寐，乃对家庭琐事思虑太过，肝郁化火所致；故治以清热利胆，养心安神为法。

治则：清热利胆，养心安神。

刮痧处方：用泻法，依次选取足少阳胆经、足阳明胃经、足太阳膀胱经以清泻胆热，润燥和胃。1 周 2 次，3 周为 1 疗程，每次治疗后嘱患者高歌一曲。

2017 年 4 月 5 日二诊：患者入睡较容易，无易醒多梦，口苦、烦躁、胁痛等均明显缓解，仍时有胸闷、烦躁不适，纳可，大便软，日 1 行，小便清。要求停用"阿普唑仑片"并加强治疗；虑其余热未平，肝气未舒，故予平补平泻足厥阴肝经，并用补法，依次选取手少阴心经、足少阴肾经以疏肝解郁，清心安神；1 周 2 次，3 周为 1 疗程。

2017 年 4 月 28 日三诊：患者上症皆除，纳寐皆香，可酣然入睡，舌质淡，苔薄，脉细；诉从未有过如此境况，心中甚喜。再予平补平泻足厥阴肝经、足阳明胃经、足太阴脾经，以巩固其疗效，随访 3 个月仍可安然入睡。

按：本例患者肝郁化热，热扰心神最是难调。因情志所伤，神机失位，非针药之所能及也。故本病向愈，实乃幸甚；然虑其治愈过程，可窥其治疗之要。患者来诊之时表现为实热之证，治疗当从泻法入手。肝者，体阴而用阳；患者家庭琐事，思虑太过，肝气郁滞，乙木不升，甲木不降，故相火上炎，热扰心神发而为病，故治以泻其火热而降胆气也。然何以取阳明胃经耶？君不知胃为五脏六腑之大主，相火所以下潜者，无不由戊土之降。最妙者乃取膀胱之经而开其玄府以调其营卫，使相火得以下行而秘于肾脏；又虑其清泻太过，故嘱其高歌一曲而荡漾心神。二诊之时患者诸症已衰，故予平补平泻足厥阴肝经藏其血而安其魂，取手、足少阴经以交通心肾。三诊之时再予平补平泻足厥阴肝经、足阳明胃经、足太阴脾经固本清源防其反复。

参考文献

[1] 杨金生，王莹莹 ."痧"的基本概念与刮痧的历史沿革 [J]. 中国中医基础医学杂志，2007，13（2）：104–106.

[2] 马王堆汉墓帛书整理小组 . 五十二病方 [M]. 北京：文物出版社，

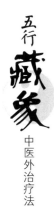

1976.

　　[3] 包来发 . 痧证简史 [J]. 上海中医药大学学报，2003，17（1）：17-19.

　　[4] 杨清叟 编述，赵宜真 集 . 仙传外科秘方 [M]. 上海：涵芬楼据正统道藏本影印本，1935.

　　[5] 郭志邃 . 痧胀玉衡 [M]. 北京：中国中医科学院图书馆藏，清康熙十四年乙卯刻本 .

　　[6] 陆乐山 . 养生镜 [M]// 陈修园 . 陈修园医书七十二种（四）. 上海：上海书店影印本，1988.

　　[7] 崔向清 . 刮痧疗法对大鼠和人体抗氧化及免疫功能影响的初步研究 [D]. 北京：中国中医科学院，2009.

　　[8] 王珂，蒋燕，张秋菊 . 刮痧前后大鼠胆红素、SOD、IL-1、IL-6、白细胞的变化 [J]. 北京中医药大学学报，2009，32（9）：618-620.

　　[9] 刘荣花，马亚妮，熊正英 . 经络刮痧对耐力训练大鼠肝组织抗氧化能力及运动能力的影响 [J]. 陕西师范大学学报，2010，38（5）：105-108.

　　[10] 张长君 . 刮痧疗法改善糖尿病病人睡眠质量的观察 [J]. 天津护理杂志，2006，14（3）：159.

　　[11] 阳蓉辉，蒋荣康，田小华，等 . 中药、拔罐、刮痧结合治疗黄褐斑50例 [J]. 中医中药，2012，19（16）：109-110.

　　[12] 王莹莹，杨金生 . 刮痧疗法临床治疗病种研究与展望 [J]. 中国针灸，2009，29（2）：167-170.

　　[13] 杨金生，闫孝诚 . 国家职业培训教程保健刮痧师（基础知识）[M]. 北京：中国劳动社会保障出版社，2005.

第八章　穴位埋线疗法

一、概念阐释

穴位埋线疗法根据针灸的原理，辨证后选用相应的穴位，将医用羊肠线植入穴位中，利用医用羊肠线的异体蛋白在体内软化、分解、液化、吸收的过程，在穴位中产生的一系列生理、物理和化学的刺激，从而获得一种持久、缓慢、柔和的良性"长效针感"，可以改善机体免疫功能，增强抗过敏能力，从而使机体经络气血畅通，使机体的新陈代谢提高，脏腑功能协调而促使疾病向愈。

二、理论渊源及历代演变

穴位埋线疗法古籍中并未记载，其理论依据源于《黄帝内经》中的留针理论，如《灵枢·九针十二原》中："毫针者……静以徐往，微以久留之……"《灵枢·终始》曰："久病者……深内而久留之……"张景岳释曰："久远之疾，其气必深，针不深则隐伏，病不能及，留不久则固结之邪不能散也。"长久以来，留针法也作为针刺治疗疾病过程的重要组成之一。

穴位埋线疗法是传统针灸与现代医学相结合发展起来的一种新型的治疗方法，从20世纪60年代中期开始就应用于临床。此时产生的穴位埋线疗法，目的是为了延长对经络穴位的刺激时间，以起到持续治疗的作用，从而提高临床疗效。由于此法施术简单，疗效持久，价格低廉，因此临床开始广泛应用且发展快速。随后经过广大针灸工作者的努力研究探索，总结出一些比较系统的疗效显著的埋线方法，比如：注线法、植线法（即是压埋法）、穿线法、切埋法、扎埋法等。后来，有人尝试将羊肠线经过中药浸泡，或加以磁化后埋入穴位，更是提高了临床的疗效，从而使埋植羊肠线成为一种特殊的治疗手段，发挥着独特的效用。

穴位埋线疗法一经产生，便脱颖而出，在医学界独树一帜，成为针灸疗法的一个独立的分支。本法是根据针灸学理论研发，通过针具及羊肠线在穴位内产生对经络的刺激，达到平衡阴阳、调和气血、调整脏腑，从而达到治疗疾病的目的。穴位埋线完成后，羊肠线则在体内软化、分解、液化和吸收，这整个过程对穴位产生的一系列的生理刺激、物理刺激及化学刺激长达 20 天或更长的时间，从而对机体的穴位产生一种柔和、缓慢、良性、持久的"长效针感效应"，所起到的治疗作用相当于针灸数十次的功效，能够长期发挥疏通经络的作用，穴位埋线是在留针的基础上发展起来，同时也具备了留针所具有的"深纳而久留之，以治顽疾"的效果。对某些慢性病疑难病不能长时间留针，但又需要保持针灸的持续作用，穴位埋线则为首选的中医疗法，穴位埋线能够加强治疗效果，具有速效、长效、特效的优势。

穴位埋线疗法的整个操作过程中包含了穴位针刺疗法、割治疗法、组织疗法、封闭疗法、刺血疗法，同时埋针的后续刺激治疗效应也包含了在里面，多种方法和多种效应集中和整合起来，形成了穴位埋线治疗效果的独特性。

三、现代研究进展与运用

1. 现代研究

传统理论认为埋线疗法是针灸的延伸和发展。穴位埋线作为一种穴位刺激疗法，同样可起到针刺效应以治疗疾病。埋线时，需用针具刺入穴内埋入线体，此时可产生酸、麻、胀、重等感觉，集"针刺、腧穴、线"功能于一体，刺激强而持续，时间长而力专，初期刺激强，可以克服脏腑阴阳的偏亢部分，后期刺激弱，又可以弥补脏腑阴阳之不足，这种刚柔相济的刺激过程，可以从整体上对脏腑进行调节，使之达到"阴平阳秘"的状态。穴位埋线其内含中医治疗内容和现代医学方面的内容：中医认为其有调和阴阳、扶正祛邪和疏通经络的功效，而现代医学作用则是为恢复神经功能，调控神经反射；增强人体免疫力，改善局部循环；抑制炎性因子释放，减少细胞凋亡；调节细胞因子，改善机体代谢。

（1）恢复神经功能，调控神经反射

循环系统疾病及神经系统疾病的康复周期较长，需长期服药控制，用穴位埋线疗法配合药物使用，可减少药物摄入，因为穴位埋线产生的刺激感应可持续性传导神经信息并调节递质分泌。张氏等使用穴位埋线疗法对照常规电针治疗卒中后假性球麻痹吞咽障碍取得显著疗效，并阐明其作用机制，穴位埋线初始植入操作过程中的刺激性质为物理机械性，当机体活动时植入的羊肠线和机体组织产生相对的运动，对病变部位不断进行挤压摩擦刺激，从而形成深入加强作用，一段时间后演变为生物化学性刺激，羊肠线作为异体蛋白在体内会经历一个软化、分解、液化、吸收的过程，机体在此过程中受到持久性的刺激，刺激量明显优于对照电针组，受损神经反射获得修复，从而改善麻痹的吞咽功能。埋线疗法通过植入后产生的持续良性刺激及神经递质影响，对神经系统起到纠正紊乱和复健作用。

（2）增强人体免疫力，改善局部循环

李白龙使用穴位埋线配合中药治疗消化性溃疡，认为选取针具及可吸收性蛋白线施术于腹部募穴、背部背俞穴及足阳明胃经腧穴所产生的理化反应，其刺激冲动和能量信号循经络传导进入体内可活化胸腺 T 细胞并使其增殖，促进细胞及体液免疫应答反应，使胃壁局部周围组织中血浆环磷酸腺苷值升高，增加免疫球蛋白含量，强化人体免疫防御机能，进而杀灭幽门螺旋杆菌并降低其他腐蚀性因子的耐药性与活性。同时，通过经络调节可有效改善溃疡部位的气血运行，使溃疡面加速愈合，进而达到缓解症状及治愈的目的，有效率明显优于西药（雷贝拉唑）对照组。埋线疗法可以通过调控细胞代谢增强免疫功能，改善受损部位循环，加速疾病痊愈。

（3）抑制炎性因子释放，减少细胞凋亡

穴位埋线疗法是通过调节炎性因子和凋亡细胞，从而达到预防疾病进展及复发。张贵锋等研究穴位埋线对哮喘豚鼠炎性细胞因子蛋白表达的影响，发现"定喘""丰隆"等穴位埋线同地塞米松的干预治疗效果无显著差异，从而说明了穴位埋线治疗哮喘病的临床实际疗效及科学性。其机制可能为穴位埋线通过对内皮素 1、转化生长因子 β1、基质金属蛋白酶 9、核因子 κB、细胞黏附因子等细胞因子表达的良性调控起到治疗和预防复发效果。埋线疗法可以有效控制炎性细胞因子及凋亡细胞的释放，减少疾病诱因。

（4）调节细胞因子，改善机体代谢

在内分泌疾病中，埋线疗法通过调节信使分子和促进代谢发挥治疗作用。临床使用广泛，效果显著，防止疾患的反弹是其主要特色。金恒等选取丰隆穴埋线对照西药（阿托伐他汀）治疗高脂血症，脾胃之经的水湿浊气均汇聚于此，因而本穴为化湿、泻浊、涤痰之首选，埋线运用的异体蛋白肠线可对腧穴产生长达 20 天以上的生理、化学特异性刺激，这种治疗作用的可持续性使药物治疗后血脂反弹现象得以有效解决，同时还能通过加速代谢降低血清中总胆固醇及低密度脂蛋白胆固醇含量，升高高密度脂蛋白胆固醇，起到抑制动脉粥样硬化的作用，因此丰隆穴埋线具有减少血清血脂和防治动脉粥样硬化的双重功效。

2. 功效及适用范围

（1）功效

穴位埋线具有疏通经络、调和气血、平衡阴阳、调整脏腑等作用。

（2）适用范围

① 消化系统：便秘、慢性胃炎、慢性结肠炎。

② 呼吸系统疾病：变应性鼻炎、哮喘、慢性阻塞性肺气肿。

③ 内分泌、营养和代谢系统：肥胖症、高脂血症、多囊卵巢综合征。

④ 神经系统：脑血管病、面神经麻痹、癫痫。

⑤ 泌尿生殖系统：乳腺增生病、痛经、更年期综合征。

⑥ 肌肉骨骼系统和结缔组织疾病系统：颈椎病、腰椎间盘突出症、肌筋膜炎。

3. 操作规程

（1）穴位埋线针具：选用一次性注射器针头，将一次性1.5寸针灸针从注射器针尾部穿入，剪掉针灸针针尖部（约10mm，针灸针针身要略微长于注射器针头），组成套管针。

（2）将羊肠线剪成0.4～1.5cm长短备用。

（3）用一次性塑料镊将羊肠线从注射器针尖部穿入，与注射器后针头相平，组成埋线针。

（4）所选穴位皮肤常规消毒，将带有羊肠线的注射器针头迅速刺入穴位内（根据穴位局部皮肤深浅不同，选用直刺或斜刺），深度为0.5～1.5cm，边向下推针灸针针芯，边后退注射器针头，将羊肠线埋植在穴位内。

（5）出针后，迅速用消毒棉球按压针孔防止出血。

（6）疗程：每10天治疗1次，4周为1疗程。

4. 禁忌证

一般来说，人体所有穴位，除了如神阙，乳中等穴位不能埋线外，

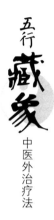

一般没有绝对禁忌证，关键在于既要小心谨慎，认真负责，又要有熟练的操作手法，并正确掌握埋线的方向及角度。但下面几种情况仍应注意：

（1）五岁以下儿童、严重心脏病患者、孕妇禁用。

（2）精神紧张，过劳，过饥者慎用。

（3）关节处禁埋线。

（4）有出血倾向的患者禁用或慎用。

（5）皮肤局部破损处禁植线。

5. 注意事项

（1）操作过程实行无菌操作，术后随时观察穴位状况，出现感染及时对症处理。

（2）一般在皮下组织与肌肉之间埋线，肌肉组织多的部位可适当埋入肌层，禁止将羊肠线头暴露于皮肤外。羊肠线不能埋在脂肪层或过浅的部位，防止不易吸收、溢出或者感染现象。

（3）在不同的部位，埋线的深浅也不一样，主要为了不损伤大血管、神经干及内脏。

（4）埋线后，嘱患者埋线部位1天内尽量不要沾水；1周内禁食辛辣刺激食物及发物。

6. 穴位埋线在脾胃治未病专科的应用

脾胃为人体后天生化、补益、强基之本，故《黄帝内经》曰其"不得独主于时也，各十八日寄治于四季之末"。谢胜教授学术团队认为：四季末—十八日之脾胃土主事阶段即调理脾胃之"天时"，借此时机根据不同阶段脾胃土的气血阴阳状态施以相应调衡，顺时而和中以强基固本。五行相生，木、火、土、金、水能够循环无端，正是得益于四象脾胃"土"之枢机在四时六气更替中不断发挥"启而承之"再"承而启之"的功用，通过干预"土"的枢机作用调整四时气机的失衡，发挥脾土冲和之气，使十二经气达到权衡之态，起到防病治病的效果。同时在埋线经络及穴位的选择上，选用具有土枢作用的经、穴，通过缓和长效的刺激，枢转经气的转化来复。

（1）以经调枢

《素问·阴阳应象大论》云："谷气通于脾……六经为川，肠胃为海，九窍为水注之气。"。窃以为此"九窍"并非人体孔窍，而是泛指穴位。"营气之道，内谷为宝"，营气即经脉之阴气。经脉皆有脾土之气，脾气温和柔顺，脉若无胃气则肝经气独弦、心经气独洪、肺经气独毛、肾经气独沉。脾土为经气环周不休的动力源泉，也是调理经气的枢纽。经脉有十二正经，以应十二月，始于寅肺，终于丑肝，复还于肺，环周不休，其实一气。十二经中，禀受土气最厚者为脾胃两脉。脾胃统摄十二经气，故足太阴脾经、足阳明胃经为十二经的枢经，防治疾病当以脾经、胃经为主。

李东垣《脾胃论》云："五行相生……四季者，辰戌丑未是也。人身形以应九野，左足主立春，丑位是也；左手主立夏，辰位是也；右手主立秋，未位是也；右足主立冬，戌位是也。"在四象脾土六气经络模型中，艮土承土（丑位）左足少阴主事、启土（寅位）左足少阳主事；巽土承土（辰位）左足阳明主事、启土（巳位）右足阳明主事；坤土承土（未位）右足少阳主事、启土（申位）右足少阴主事；乾土（戌位）右足厥阴主事、启土（亥位）左足厥阴主事。艮土、巽土、坤土、乾土启承枢机不利，则责其主事之经，防治疾病以主事之经为辅。

（2）以俞调枢

《素问·金匮真言论》云："东风生于春，病在肝，俞在颈项……中央为土，病在脾，俞在脊。"俞在脊的脾土即足太阳膀胱经。足太阳膀胱经通过与督脉的联系，对其他经脉及其脏腑气血可有影响调节作用。其中，具有脾土枢机作用最强的当属足太阳膀胱经的背俞穴。背俞穴，又称十二背俞穴，是脏腑经气输注于背腰部的俞穴，位于足太阳膀胱经的第一侧线上，大体依脏腑位置而上下排列，依次为肺俞、厥阴俞、心俞、肝俞、胆俞、脾俞、胃俞、三焦俞、肾俞、大肠俞、小肠俞、膀胱俞。背俞穴在临床上的应用很广泛，联系其余四脏，统摄整个脊柱相关疾病，故背俞穴的五行象属性归为土。针对脏腑气机失衡，调理不同背俞穴枢转相应脏腑气机，从而冲和脏腑经气。

（3）以输调枢

《灵枢·九针十二原》云："五脏五腧，五五二十五腧，六腑六腧，六六三十六腧，经脉十二，络脉十五，凡二十七气以上下，所出为井，所溜为荥，所注为输，所行为经，所入为合，二十七气所行，皆在五腧也。"经气流转，环周不休，把经脉中从四肢末端向肘、膝方向依次排列的五输穴用水流由小到大，由浅入深的变化来形容，则为井穴、荥穴、输穴、经穴、合穴。五输穴临床上常用于治疗急证、血证。张介宾《类经图翼》云："知五之为五，而不知五者之中，五五二十五，而复有互藏之妙焉。""五行互藏"指五行的任何一行中又皆有五行之分，是五行学说的发展与延伸。"五行互藏"在经脉中早有体现，十二经气本属胃气，分属五行，而十二经脉皆有五输穴，五输穴又配属五行。《灵枢·本输》指出阴经井穴属木，阳经井穴属金。《难经·六十四难》补全了阴阳各经脉五输穴的五行属性，即"阴井木，阳井金；阴荥火，阳荥水；阴输土，阳输木；阴经金，阳经火；阴合水，阳合土"，均依五行相生的顺序。经气的生长转化有赖于脾土的枢机作用，五输穴中属性为土的腧穴禀受脾土之气最厚，故调理经脉气机当用五输穴中土穴。

（4）四象脾土和五脏调枢应用

艮土为冬春两季交汇处，包括承土（丑位）、启土（寅位），丑承冬月封藏之性，寅启春月生发之机。春生，艮土枢机主事寓意阳气来复，推陈致新，承艮丑之土性于艮寅之土中以枢转水木之气，行生发之令。《素问·四气调神大论》曰："春三月，此谓发陈，天地俱生，万物以荣……此春气之应，养生之道也。逆之则伤肝，夏为寒变，奉长者少。"艮土失司，则春生枢机不利，少阳不生，肝气内变。

① 艮土承土（丑位）承冬三月太阳寒水之气，启土（寅位）启春三月厥阴风木之气。"寅启丑"实现水木之枢转，逢司天或客气为厥阴风木或少阳相火加临，则启土枢机开机提早而迅速，易耗阴血。艮承土应足厥阴肝经，艮启土应手太阴肺经。故艮土启承枢机不利，易形成肝精亏损，肝肺不和的病态。调艮土枢机当以补益艮土，补肝血，和肝肺为法。

穴位埋线治疗方案：手太阴肺经（土穴、金穴）、足厥阴肝经（土穴、水穴）、左足少阳经（土穴、木穴）、左足少阴经（土穴、水穴、金穴），背俞穴取脾俞、胃俞、肝俞、肺俞、肾俞。

② 逢司天或客气为太阳寒水加临，则寒抑少阳，枢机不利，应春生而不生，形成"水寒、土湿、木郁"之象。调艮土枢机应以温补下元，温振升发之气为法。

穴位埋线治疗方案：足厥阴肝经（土穴）、左足少阳经（土穴、木穴、火穴）、左足少阴经（土穴、火穴）。背俞穴取胃俞、肺俞、肾俞、胆俞。

把四象脾土（即承、启两态之土）模型与经络系统结合，通过调整四象经络中脾土之经、脾土之穴的枢机作用，冲和经气，从而使脏腑重新恢复和谐平衡之态。

四、典型案例

案例 1

左某，男，1968 年 5 月 9 日出生，就诊时间为 2016 年 2 月 8 日。

主述：反复气从少腹上冲心下，伴气短 4 个月，加重 1 周。

现病史：患者 4 个月以来因工作压力大反复出现气从少腹上冲心下，伴有气短，近 1 周症状加重，并伴有胸闷，倦怠乏力，腰膝酸软，

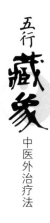

形寒肢冷，情绪低落，纳食欠佳，易腹胀，无腹痛，无胸痛，大便日1次，不成形，夜寐欠佳。舌质淡，边有齿印，苔厚，脉沉细，偶有结代。

诊断：奔豚（脾肾阳虚，肝气上逆）。

治疗：取双太渊、双经渠、双太冲、双曲泉、左阳陵泉、左足临泣、左太溪、左阴谷、左复溜。背俞穴取脾俞、肝俞、肾俞。在以上穴位处埋线。

穴位埋线后1周后复诊，患者无气从少腹上冲心下，余症状较前明显好转。

按：该患者在戊申年二之气出生，少阳相火司天，逢发病时间为司天少阳相火加临，致"水、木"过快枢转，则启土枢机开机提早而迅速，耗伤肝血、侮及肺金，无以和降木火生发之势，故肝肺失衡。气机上逆，发为奔豚。调艮土枢机当以补益艮土，补肝血，和肝肺为法。取穴埋线手太阴肺经（土穴——太渊、金穴——经渠）、足厥阴肝经（土穴——太冲、水穴——曲泉）、左足少阳经（木穴——足临泣、土穴——阳陵泉）、左足少阴经（土穴——太溪、金穴——复溜、水穴——阴谷）。奔豚因情志不遂，内伤脾肾，迁延日久，致脾肾阳虚，脾失健运，水湿内停。肾阳不足，失其温煦化水之功，寒水停聚，夹肝气上逆发为本病诸症，故选相关脏腑气机会聚之处的背俞穴为脾俞、肝俞、肾俞。

案例 2

利某，女，1965年6月18日出生，就诊时间为2016年2月20日。

主述：双侧乳房胀痛不适2年，加重半月余。

现病史：患者诉2年来双侧乳房胀痛不适，近1个月来胀痛明显。2014年12月B超诊断为"双侧液性肿块"，经抽液后反复发作，即手术切除后双侧乳腺多发性增生。症见忧郁寡欢，心烦易躁，两侧乳房胀痛，局部皮肤未见异常，可扪及肿块，其肿块常随情志波动而消长，每于经前乳头、乳房胀痛更甚，经后可有所缓解，纳食欠佳，口干，偶有口苦，夜寐欠佳，梦多；舌边红，边有齿痕，苔薄白，脉弦细。

触诊：双侧乳腺外上方能触到包块，质硬活动度小，无明显压痛。

经络检查：照海、阴陵泉、太冲、合谷、曲池有压痛。

诊断：乳癖（肝郁气滞）。

治疗：取双太渊、双经渠、双太冲、双曲泉、左阳陵泉、左足临泣、左太溪、左阴谷、左复溜；背俞穴取脾俞、肝俞；配穴取合谷、太冲。在以上穴位处埋线。

进行埋线后1周复诊，患者乳房胀痛无明显疼痛，余症状都较前明显好转。

按：该患者在乙巳年三之气出生，逢客气少阴君火加临，则启土枢机开机提早而迅速，耗伤阴血。艮土启土枢机不利，形成肝精亏损的病态，气机郁结，发为乳癖。调艮土枢机当以补益艮土，补肝血，疏肝气为法，取穴埋线手太阴肺经（土穴——太渊、金穴——经渠）、足厥阴肝经（土穴——太冲、水穴——曲泉）、左足少阳经（木穴——足临泣、土穴——阳陵泉）、左足少阴经（土穴——太溪、金穴——复溜、水穴——阴谷）。患者先天体质格局肝肾精亏，后又情志不遂致肝气郁结；加之思虑伤脾，脾失健运，痰浊内生。肝郁痰凝，气血瘀滞，阻于乳络而发为本病；治疗上埋线穴位选择脏腑气机会聚之处的背俞穴——脾俞、肝俞，配合太冲、合谷。人身左右，即阴阳的道理，厥阴居左，凛气之升；阳明居右，凛气之降，四关（双侧太冲、合谷）调节人体气机左升右降。

案例3

肖某，女，1964年2月24日出生，就诊时间为2016年1月18日。

主述：反复头晕、左侧头胀痛1年余。

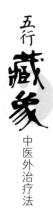
现病史：患者述 1 年来反复出现头晕左侧头胀痛，颈项部紧绷不适，无视物模糊，夜寐差，多梦，易疲劳，困倦乏力，胸闷脘痞，纳呆，大便黏不成形，脱发，无恶寒发热，无恶心呕吐，舌红苔根黄，脉略滑数。

诊断：头痛（痰蒙清窍）。

证候分析：该患者在甲辰年初之气出生，患者就诊于乙未年冬季寒水加临时期，"冬行冬令"逢客气太阳寒水加临，则寒抑少阳，枢机不利，应春生而不生，形成"水寒、土湿、木郁"之象。肾阳虚，釜底无薪，中轴运转无力，湿困于中，脾失健运，不能制水，水饮内生，上冲心脑，故发为头痛，心肾不交则不寐。调艮土枢机应以温补下元，温振升发之气为法。

治疗：足厥阴肝经（土穴——太冲、水穴——曲泉）、左足少阳经（土穴——阳陵泉、木穴——足临泣、火穴——行间）、左足少阴经（土穴——太溪、火穴——然谷）。背俞穴取胃俞、肾俞。在以上穴位处埋线。

10 天后复诊，头痛较前减轻，睡眠情况较前好转，梦少，偶有轻微头晕，舌淡红苔薄白，脉滑。

参考文献

[1] 张光奇，向开维，杨孝芳，等 . 穴位埋线对实验性大鼠溃疡性结肠炎黏附分子 CD44、CD54 及白细胞介素 2 的影响 [J]. 中国针灸，2002，22（11）：765.

[2] 侯华伟，王进，郭华丽，等 . 穴位埋线疗法临床应用及机理研 [J]. 光明中医，2012：27（1）：197-198.

[3] 任晓艳 . 穴位埋线的源流及其机理探讨 [J]. 中国医药学报，2004，19（12）：757-759.

[4] 霍金，赵冏琪，袁永，等 . 穴位埋线疗法作用机制的研究现状 [J]. 中

国针灸，2017，37（11）：1251-1254.

[5]张志强，郑利群，何希俊，等.穴位埋线治疗卒中后假性球麻痹吞咽障碍的临床研究[J].中医临床研究，2013，5（6）：26-28.

[6]李月梅，李艳慧，詹珠莲，等.穴位埋线对更年期雌性大鼠下丘脑单胺类神经递质的影响[J].广州中医药大学学报，2009，26（5）：455-457.

[7]李白龙.消幽益胃汤联合埋线疗法治疗胃溃疡51例疗效观察[J].亚太传统医药，2012，8（6）：58-59.

[8]钟小蓓，王光义，贺志光.穴位埋线、艾灸对佐剂型关节炎大鼠免疫功能的影响[J].贵阳中医学院学报，2005，27（4）：25-27.

[9]张贵锋，江世平，王立，等.穴位埋线对哮喘豚鼠炎性细胞因子蛋白表达影响的研究[J].中医研究，2010，23（11）：17-20.

[10]金泽，曹晓婷，王春英，等.穴位埋线对癫痫大鼠海马神经元细胞凋亡及氨基酸的影响[J].上海针灸杂志，2016，35（2）：218-222.

[11]金恒，张红星.埋线丰隆穴治疗高脂血症的临床研究[J].针灸临床杂志，2012，28（4）：8-9.

[12]刘志诚，朱苗花，孙志，等.针刺对肥胖大鼠海马组织一氧化氮含量和一氧化氮合酶活性的影响[J].中国针灸，2003，23（1）：52-54.

[13]谢胜，刘园园，廉永红.基于四象脾土模型及以枢调枢理论探讨中医五行藏象疗法[J].江西中医药，2016，47（1）：19-22+54.

[14]谢胜，刘园园，梁谊深，等.四象脾"土"模型及其在四时六气"以枢调枢"和五脏的应用[J].世界中医药，2015，10（8）：1177-1181+1186.

[15]谢胜，刘园园，梁谊深.三阴三阳开阖枢机红外热像图模型的构建及其在六经辨证论治指导价值的初探[J].世界中医药，2016，11（7）：1202-1206.

第九章　刺血疗法

一、概念阐释

刺血疗法又称刺络放血疗法、刺络、刺血脉，现代常称之为刺血疗法，古代称为"刺络""启脉"。刺血疗法是传统针刺疗法中的一种，是用三棱针、梅花针、毫针或其他工具刺入人体某些腧穴、病灶处、病理反应点或浅表小静脉处，放出少量血液，从而达到治病效果的方法。刺血疗法操作简便，疗效迅速，在临床上常常立起沉疴、顿消痼疾，具有其他疗法所不能达到的显著疗效。

二、理论渊源及历代演变

刺血疗法历史悠久，可追溯到史前文化时期，其形成和发展经历了一个漫长的过程。远在旧石器时期，人们已经注意到人体的某些部位，通过人为刺激使之出血，可以获得医治疾病的效果，由此便有了最原始的石制医疗工具——砭石。新石器时期，人们还学会了用动物骨骼和竹子做成犹如石针一样的针具用以刺血治病。到了仰韶时期，黄河流域彩陶文化的发展，人们又利用破碎的陶片进行刺络放血。随着生产力的不断提高，直至先秦两汉时期，针具的制作日渐精巧，出现了金属针具，《黄帝内经》中称此为"九针"。

在大量医疗实践的基础上，古代医家不断总结经验，直至2000多年前，我国最早的医学专著《黄帝内经》出现了针刺放血疗法的理论。书中明确地将锋针（现称三棱针）定为刺血的工具，并多次提及刺血治病的操作、取穴、治病范围等。据统计，其中明确指出刺血疗法的论述有 40 多篇，从而形成了经络与气血学说的理论体系，奠定了刺血疗法的理论渊源。

　　《黄帝内经》以后，历代医家不断探索、发展并总结刺络放血的多种方法，如汉代名医华佗用针刺出血治疗曹操的"头风眩"，唐代侍医张文仲、秦鸣鹤用针刺百会及脑空出血，治疗唐高宗的目眩、目不能视。宋代名医娄全善，曾治一男子喉痹，于太溪穴刺出黑血半盏而愈。

　　刺血疗法在《黄帝内经》里有大量论述，唐宋以前也有不少关于通过刺血治病的记载，但直到金元时期，刺血疗法才正式发展成为流派，并趋于成熟。金元四大家之一的刘完素非常重视刺血，用以泄热、祛邪，如多用刺十指出血以泻热，治疗实热证；攻邪派代表人物张从正师承刘完素刺络放血之术，进一步发展此法，取得了较大的成就，其放血的学说是继承了《灵枢·九针十二原》"菀陈则除之"的治则发展而来，其《儒门事亲》提出"出血之与发汗，名虽异而实同"的论点，认为放血除热、攻邪最捷；补土派李东垣认为刺血疗法还可应用于某些虚证，突破了前人认为刺血疗法仅能用于实热病证的观点。

　　明、清时期，刺血疗法不断完善，已被临床医家广泛使用，并不断得以充实和发展，尤其为瘟毒疫疠的防治积累了丰富的经验。清代妇科名家傅青主在眉心处刺血治疗产后血晕，温病学家叶天士刺委中出血治疗咽喉肿痛，明代著名医家薛己以破脓放血用于外科急症，郑梅涧《重楼玉钥》、夏春农《疫喉浅论》用刺血疗法治疗咽喉急证的大量经验和有关刺血的机理阐述都反映了这一时期中医学刺血疗法的成就。

　　历代医家选用的放血器具不尽相同，如李东垣用三棱针，张从正

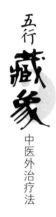

多用铍针，薛己则用细瓷片，清代郭又陶乃用银针，并认为银针无毒。

中华人民共和国成立后，刺血疗法被医学界所重视，得到了较大发展。近30年来，刺血疗法的适应证不断扩大，临床疗效不断提高。同时，对一些疑难杂症，运用刺血疗法也取得了较好的效果。王铮在《中国刺血疗法大全》中提到刺血疗法能改善局部循环血量的异常、能促进血管内血栓的转归、可改变血液的性状和流速、能改善微循环障碍、快速地纠正体液循环障碍、促进血肿的吸收。近年来，刺血疗法在埃及、印度、意大利、西班牙、法国、德国、希腊等国亦得到广泛应用。美国每年有数万人次接受此种疗法，并已证明此法对不少疾病具有独特的疗效。随着现代医学、科学技术的不断进步，刺血疗法在挖掘、整理和总结过程中，通过民间和医界同仁的共同努力，必将会得到更大的发展和提高，使之在医疗保健事业中发挥应有的作用。

三、刺血疗法的基本原则

1. 血实宜决之

《素问·阴阳应象大论》曰："血实宜决之。"《素问·调经论》云："血有余，则泻其盛经，出其血。"《素问·病能论》云："夫气盛血聚者，宜石而泻之。"《难经·二十八难》云："其受邪气，蓄则肿热，砭射之也。"这些论述，皆认为不同病因所致的血实有余证，宜刺血泄之。现代医家以刺血疗法治疗高热、神昏、癫狂、丹毒、喉痹及疮疖痈肿及血实有余之证等，疗效堪佳。

2. 菀陈则除之

《灵枢·小针解》指出："菀陈则除之者，去血脉也。""菀陈"，指络脉中郁结之血；"去血脉"，即指刺血以排除血脉中郁结已久的病邪，主要在瘀血病灶处施术。现代医家用刺血治疗某些头痛、目眩、腰腿痛及各种急性扭挫伤，均能收到活血化瘀、疏通气血的作用，其疗效甚佳。

四、刺血疗法的主要作用

1. 泄热解毒

刺血疗法具有良好的泄热解毒作用，尤其适用于外感发热和各种阳盛发热。张景岳明确指出："宜三棱针出血，以泻诸阳热气"。徐灵胎亦认为刺血能使"邪气因血以泄，病乃无也"。此外，毒虫咬伤，亦可刺血泻毒，如《备急千金要方》载："蜂蛇等众毒虫所蜇，以针刺蜇上血出即可愈。"因此，临床将刺血用于某些急性传染病及感染性疾病，简便效捷。

2. 通络止痛

刺血疗法，最主要的作用是止痛。中医学认为"通则不痛，痛则不通"，说明疼痛性疾病，其经脉中必会有闭塞不通、气滞血凝的病变。而刺血疗法可直接刺血外出，疏通经脉，故疼痛可止。临床用刺血疗法治疗神经性头痛、腹痛、跌打扭伤，筋骨疼痛等痛证，皆可起到较好的止痛之功。

3. 活络消肿

刺血疗法之后，可以疏通气血、畅通经络、活血化瘀、舒筋活络而达到消肿、止痛、解毒等目的。因此，刺血疗法在临床被广泛用于各种因气血瘀滞所致的疾病，如跌打肿痛、软组织疼痛肿胀等。

4. 启闭醒神

对于热陷心包、痰火扰心、痰迷心窍及暴怒伤肝、肝阳暴张等所致的口噤握固、神昏谵语、不省人事及便闭不通等属于实证者，用刺血疗法可开窍启闭、醒神回厥。《素问·缪刺论》载有邪客五络而成"尸厥"之症，皆以刺血为急救措施。临床用于昏迷、惊厥、狂痫及中

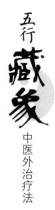
暑等重危证的治疗，简便而有效。

5. 调气和营

凡因气血悖行、营卫逆乱而致的头痛、眩晕、胸闷胁痛、腹痛泄泻、失眠多梦等，皆可用刺血治疗，使营卫气血和调而获愈。

6. 祛风止痒

古人认为痒证是有风气存在于血脉中的表现，并有"治风先治血，血行风自灭"的治则，刺血就是"理血调气"，疏通血脉，则"风气"无所存留，从而达到祛风止痒的功效。

五、刺血疗法的适应证、禁忌证及注意事项

1. 适应证

"病在血络"是刺血疗法的主要理论依据。《素问·皮部论》曰："百病之始生也，必生于毫毛……邪客于皮则腠理开，开则邪入客于络脉，络脉满者注入经脉，经脉满者入舍于腑脏也。"指出络脉是外邪由皮毛腠理内传经脉脏腑的途径。《灵枢·官针》明确地指出："病在五脏固居者，取以锋针。"这些记载表明，对于那些久治不愈的疾病，采取刺血疗法具有立起沉疴、顿消痼疾的显著疗效。

（1）中风、中暑、小儿惊风等一切急性病。

（2）头痛、眩晕、失眠、腹痛、腰痛、便秘、痹证、哮喘等内科疾病。

（3）闪挫或跌倒而致的腰背疼痛。

（4）小儿疳积、小儿泄泻及小儿夜啼。

（5）疔疮初起痒痛而未化脓者。

（6）扁平疣、黄褐斑、银屑病和带状疱疹、毒虫叮咬等皮肤科疾患。

2. 禁忌证

（1）体质虚弱、贫血、低血压者。

（2）孕妇或有习惯性流产者。女性经期最好不要施用刺血疗法。

（3）大出血后或一切虚脱证。

（4）血友病、血小板减少性紫癜等凝血机制障碍者。

（5）皮肤有感染、溃疡、瘢痕或静脉曲张者，不要直接针刺患处，可在周围选穴针刺。

（6）血管瘤（静、动脉瘤）。

（7）传染病患者和心、肝、肾功能损害者。

（8）虚证、虚寒证及寒证患者慎用。

3. 注意事项

（1）术前做好思想工作，消除患者的顾虑，使患者与施术者密切配合。

（2）针具及刺血部位应严格消毒，以防感染。

（3）选择合适体位，原则是既要使患者舒适，又要便于施术操作。

（4）熟悉解剖结构，避开动脉血管，切忌误刺。若不慎刺破动脉出血，可用消毒棉球在局部加压止血，若已形成血肿，可予局部热敷使瘀血消散，在邻近重要内脏的部位刺血时切忌深刺。

（5）操作要熟练、适中，手法要快、准、稳，针刺宜浅，因人因病控制出血量，对于虚证患者出血量不宜过多。

（6）对于虚弱、精神紧张患者尽量采用平卧位，并在施术过程中密切观察患者的治疗反应，如出现晕针情况，立即让患者平卧饮适量温水，严重者可刺人中、内关等治疗。

（7）如病已大减，则不应继续刺血，以免损伤人体正气。

（8）刺血后嘱患者勿暴怒、劳累、饥饿、惊恐、要安静休息，进食有营养的食品，勿食刺激性食物，以促使疾病的康复。

六、刺血疗法的操作方法

1. 针具的选择

（1）三棱针

三棱针由不锈钢制成，为刺血疗法最常用。三棱针是由古代"九针"中的锋针演变而来的，针长约 2 寸，针柄呈圆柱形，针体末端呈三棱形，尖端三面有刃，针尖锋利，故称"三棱针"，专为点刺和挑刺放血之用。

（2）梅花针

梅花针是由古代"毛刺"发展起来的针具，采用梅花针叩破身体上的一定部位、穴位或阳性反应点（包括该局部出现酸、麻、木，可摸到的条索、结节及泡状软性物）处的浅表血络，放出少量血液达到治病目的。

（3）毫针

《灵枢·九针论》说："毫针，取法于毫毛，长一寸六分，主寒热痛痹在络者也。"临床多用毫针粗者刺络放血。用于刺血疗法的毫针，长度一般以 1 寸左右即可，适用于小儿及虚证患者。

2. 刺血疗法的部位

从刺血部位来看，刺血疗法的实质不外乎刺穴位、刺血络、病理反应点三种方式，若穴位周围可见血络，则刺血络，若看不见血络则刺穴位。

（1）四肢井穴或输穴

根据脏腑经络辨证理论，或者是"以痛为输"的原则判断病在何经何处，从而做出的相应刺血治疗方案。刺破皮肤后，待"血尽而止"，若出血量不足，可在刺后用手挤压或拔火罐，以达到出血量要求。此类刺血部位因其操作方便而易控制出血量，是目前临床上使用频率最高的一类。

（2）络脉

体表能见得到的血脉皆属于络脉，依据血脉的粗细、深浅有细络、青脉、动脉的不同，根据病理征象络脉又有横脉、结络和盛脉之分。细络、青脉、动脉为生理解剖术语，在病理情况下可出现横脉、结络和盛脉之象，刺血时，要仔细探查横脉等病理征象，才可达到"血实宜决之""菀陈则除之"的治疗目的。

① 细络：为毛细血管，刺血疗法多取人体头面、肢端及某些穴位毛细血管分布丰富处，如百会、印堂。

② 青脉：指浅显于皮下较粗大的静脉而言。如两肘（曲泽和曲池），舌下两脉（金津玉液）等。

③ 动脉：位于人体浅表处的细小动脉。动脉刺血疗法多见于《黄帝内经》，之后医籍鲜有论述，近代刺血专著中在注意事项中更是强调"不可刺动脉"。

④ 横脉：即横行的络脉。横脉乃邪聚瘀血非常明显的征象。

⑤ 结络：结络为络脉的瘀积之征，较横脉的瘀积之征要小。

⑥ 盛络：为络脉肿胀凸起，异于平常，为邪气聚集之征。

（3）病理反应点

反应点指的是脏腑病变在皮肤上表现出的反应点，如吐泻、眼病、痔疮、胃痛均可在胸背、腹部寻找细小的暗红色点，在这些病理反应点上刺血，多可祛瘀生新以治疗疾病。

3. 针刺的方法

（1）点刺

先在刺血部位上下推搓，使血液凝聚穴位，用三棱针或毫针在浅表络脉瘀血明显处迅速点刺，迫其出血，血尽而止。此法常用于四肢末端或耳尖部，如点刺耳尖治目疾，点刺少商治咽喉疾患，点刺太阳治头胀头痛，点刺十宣治晕厥等。

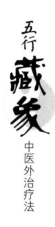

（2）散刺

根据刺血部位大小，用三棱针或梅花针在病灶周围由外缘向中心进行多点散刺。多用于皮肤病、疖肿、疔疮初起及扭挫伤局部等病症。

（3）刺络

先用止血带捆扎刺血部位上端，后用三棱针刺入突显的细浅静脉，使其少量出血。如中暑时在肘窝、腘窝处浅静脉处刺络出血，急性淋巴管炎在红丝端处多针刺血。

（4）挑刺

多在病灶反应点处，用三棱针由浅至深挑破皮肤部分的纤维组织。多用于痔疾、瘰疬、眼疾等病。

4. 针刺出血量

（1）根据患者的体质

一般青壮年、身体强壮、气血旺盛者出血量可稍多，体质虚弱者，如老人、小儿及体质虚弱者出血量宜少。

（2）疾病的种类

重病、久病、急性病及疑难病，其病或因病程日久，邪气入深，或因瘀象明显、血络突显，对于此类病症，需尽出恶血以祛疾患，若出血量不足，则病重术轻，难以获效。如《灵枢·癫狂》指出"血变而止"，意为出血量应让血色要由紫暗变为鲜红方可获效。治疗新发的热病、虚证，出血量则偏少，如《素问·刺热》治热病"出血如大豆，立已"。

（3）刺血部位

一般刺四肢的井穴、头面部穴位及肢端细小血络，出血量宜少。四肢明显充血的血络则出血量宜略大。

（4）刺血季节

春夏季节，气候温升，治宜宣散，故针刺宜浅，深度在皮肤腠理即可，故出血量宜少。秋冬季节，人体阳气潜藏，故针刺宜深，出血量稍多。

七、五行藏象疗法之刺络放血

《黄帝内经·灵枢》是中医针灸学的理论渊源，故又称《针经》，而《灵枢·五邪》是五脏病邪的合称，该篇高度论述了邪犯五脏，及其外在证候、病机及治疗方法。五邪理论出自《难经》，是指虚邪、实邪、贼邪、微邪、正邪，此按五行生克关系而确定五邪。《难经·四十九难》云："有中风，有伤暑，有饮食劳倦，有伤寒，有中湿，此之谓五邪。"《金匮要略·脏腑经络先后病脉证》谓风、寒、湿、雾、食五种。当邪犯五脏，出现脏腑功能失调而致气血郁滞时，络脉本身可出现相应的瘀血现象。因此，针对"病在血络"这一重要环节予以刺血疗法，则能迅速到祛除邪气，调整和恢复脏腑气血功能的目的。"五脏"这个概念，是按照五行模式衍生出来的。按照五行模式，五脏就分别与我们人体的五种组织相互对应起来，如肺主皮毛、心主血脉、肝主筋、脾主肌肉、肾主骨之类。故五行藏象疗法之刺血疗法据此确定五行"象"属性，并对刺血疗法治疗原则进行抽象概括和分类。

1. 邪在肝

"邪在肝，则两胁中痛，寒中，恶血在内，行善掣，节时肿。取之行间，以引胁下；补三里以温胃中，取血脉以散恶血；取耳间青脉，以去其掣。"

释义：此处"胁"似乃"膝"之误。根据五行理论，"邪在肝则病筋痛"，且"诸筋者皆属于节"，故关节疾病乃属于筋的范畴，肝主筋，膝为筋之府，而膝关节病变又是所有关节病变中最多见、最典型的病症，所以用"两膝中痛"来表明肝病的特征性表现。故"邪在肝则筋痛"实即"邪在肝则病两膝痛"的互语。

筋病谓之筋痹，凡痹证由于风寒湿三气杂合而致，也可由禀赋不足而寒从内生，此谓之"寒中"。《素问·逆调论》云："寒从中生者何？岐伯曰："是人多痹气也，阳气少阴气多，故身寒如从水中出。"

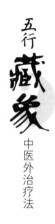

故治疗邪在肝所出现的关节疾病需调补肝筋、消除内寒为主。邪在肝所出现的筋痹病相当于西医学中的风湿性关节炎，它的临床表现是转筋，游走性肿大。

痹病日久将导致气滞血瘀，这种壅滞的气血即谓之"恶血"。恶血如果在皮肤表层可谓之血络，可用刺血疗法。《灵枢·寿夭刚柔》云："久痹不去身者，视其血络，尽出其血。"表明严重的内伤疾病需要刺血疗法。

行善掣，节时脚肿。"行"古通"胫"，"胫节"为膝关节。"掣"古通"挈"。意为膝关节痉挛短缩屈伸不利，"时肿"即为游走性肿大，均为风湿性关节炎的一般表现。

治疗可取行间穴，以引郁结之气下行，行间穴属于足厥明肝经上的荥穴"所溜为荥"，根据"虚则补其母，实则泻其子"，肝经的实证应泻其子，肝在五行中属木，故取本经五输穴中属火的荥穴（行间）以泻其肝邪，因筋痹患者多为后天阳气不足的"寒中"体质，取胃之合穴足三里穴以温其胃中，以温补后天阳气。同时对有瘀血络脉，可用刺穴疗法以祛除恶血，再取耳轮后青络上的瘈脉穴以消肿止痛。

2. 邪在心

"邪在心，则病心痛，喜悲时眩仆，视有余不足而调之其输也。"

释义："邪在心，则病心痛，喜悲时眩仆"是指病邪侵袭到心，就会发生瘀血、痰浊、阴寒、气滞等因素阻痹心脉，以心悸怔忡、胸闷、心痛为主要表现的证候，表现为心脉瘀阻证，相当于西医学中的心绞痛。《灵枢·邪客》云："心者，五脏六腑之大主也，精神之所舍也。"说明病邪侵袭在心，易引起精神活动的异常。喜悲，即经常无缘无故地悲哀，时时目眩跌仆，意为经常易眩、昏仆倒地等症状，为痰浊蒙蔽心神，神明失司，故见神志异常。《灵枢·大惑论》云："目者，心使也，心者，神之舍也。"若瘀血内停，阻塞脑络，脑失所养，则为目眩、头痛，昏仆倒地。

"视有余不足而调之其输也"，即诊疗时，取治于本经的输穴（神门）调治，并观察皮肤表层的血络予以刺血疗法，"视有余不足"即有血络为有余，无血络为不足。心病之所以要以刺血络为主要治疗方法，是因为"血者，神气也"，如中暑、头晕、中风，均与神相关，刺血疗法具有开窍醒神之功。

心痛时取心经的输穴——神门进行调治。神门针刺，虚里刺血，并用闪罐、留罐，拔去恶血。虚里内属心脏，刺血并用闪罐、留罐可激发宗气，调节、畅通胸中气机，可使心脏血管扩张，促进心脏血液循环，增强心脏新陈代谢，修复损伤血管。

喜悲时眩仆，此时刺络放血以醒脑开窍为法。病在气分，以针刺，病在血分，宜刺血。针刺神门以调气，并以"十二井穴"刺血，《灵枢·顺气一日分为四时》云："病在脏者，取之井。"凡一切病在脏，属热、属实，气滞血凝之急性、热性病，均可采用十二井穴刺血疗法，以达泄热、降逆、安神、通窍启闭之效。

3. 邪在脾

"邪在脾胃，则病肌肉痛，阳气有余，阴气不足，则热中善饥；阳气不足，阴气有余，则寒中肠鸣、腹痛；阴阳俱有余，若俱不足，则有寒有热，皆调于三里。"

释义：病邪侵袭到脾胃，就会发生肌肉疼痛。如果阳气有余，阴气不足的患者，则出现消谷善饥的症状，为"热中"的代表；如果阳气不足，阴气有余的患者则出现食谷不化的症状，为"寒中"的代表。足三里为足阳明胃经的合穴，"合治内腑"，对脏腑疾病无论寒证热证均有治疗效果。邪在脏腑，其脉瘀滞，因此可在足三里穴寻找突显的静脉，治以刺血加拔罐疗法，若足三里没有明显突显的静脉，可在此段足阳明胃经循行的路线上寻找病变的血管。

4. 邪在肺

邪在肺，则病皮肤痛。寒热，上气喘，汗出，咳动肩背。取之膺

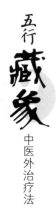

中外腧，背三节五脏之傍，以手疾按之，快然乃刺之，取之缺盆中以越之。"

释义："肺主皮毛""邪在肺，则病皮肤痛"，病邪侵袭到肺，就会发生皮肤疼痛，体温不稳定，间断性的发热和恶风，并且主要表现为呼吸功能的异常，气上逆而喘，剧烈的咳嗽，牵引到肩背都随之震动。自汗是由于咳喘日久之人，肺气不足，气虚日久，肌表疏松，卫表不固，腠理开泄所致。此症状相当于西医学中肺炎、肺气肿等肺实质病变，治疗可取胸胁部所有腧穴，中府、云门，从背部第三椎节下数五个椎节，即第三、四、五、六、七胸椎之间，其两侧腧穴皆在可取之，可于穴位处刺之出血加拔罐，也可在背部肺俞至膈俞穴用梅花针叩刺出血。

5. 邪在肾

"邪在肾，则病骨痛，阴痹。阴痹者，按之而不得，腹胀，腰痛，大便难，肩背颈项痛，时眩。取之涌泉、昆仑。视有血者，尽取之。"

释义：病邪侵袭到肾，就会发生骨痛、阴痹。一般骨骼肌肉酸痛多由血脉不畅所致，通过按摩促进血液循环，症状得以改善。而所谓"阴痹"引起的疼痛通过按摩不但不会减轻症状，反而使其症状更重，故称"按之而不得"，此即西医学中的"骨质疏松症"。"肾为先天之本""肾藏精，主骨，生髓"，所以，骨的生长发育、强壮衰弱与肾精盛衰密切相关。由于先天禀赋不足，或后天饮食不当、消耗太过、重病久病、绝经、年老等病因，导致肾精不足，骨髓失于濡养则骨骼脆弱无力，即西医学中骨密度下降，从而出现腰背酸痛、双膝酸软等骨质疏松症状。精髓不足包括了现代观念中的性激素缺乏，适量的激素水平对于蛋白质合成以形成骨质和骨髓造血有重要促进作用，故骨质疏松症为内分泌失调或性激素缺乏所引发的附带症状。其也可通过某些间接的方式而影响消化系统，"腹胀、大便难"为性激素水平下降间接引起胃酸分泌下降，肠蠕动减慢的消化功能障碍。"时眩"是指经常性头昏眼花，即由性激素缺乏所引发的贫血症状，如西医学中的巨幼细胞性贫血。故邪在肾表现为肾精不足所引发的诸多症状，此统称为"阴痹"。

"取之涌泉、昆仑。视有血者，尽取之"，"阴痹"患者可取涌泉穴和昆仑穴针刺。精髓不足的人其抗病能力也差，容易外邪入络而产生血络，可观察足太阳、少阴两经，在血络充盈之处刺络放血，以祛除邪气。

八、典型案例

案例1

赵某，男，42岁。

主诉：反复咳嗽、咯痰4年余，再发加重3天。

现病史：患者诉4年前感冒后反复出现咳嗽、咯痰，曾多次入院治疗，诊断为"慢性支气管炎"，经抗感染治疗后，收效甚微。近3天因受风后症状加重，咳嗽频发，咳声暗哑，痰黏黄，喉燥咽痛，恶风，身热，口微渴，乏力气短，纳差，寐一般，大便干，小便微黄，舌质暗红，苔薄黄，脉浮滑偏数。

查体：双肺呼吸音粗，双肺底闻及广泛湿性啰音，双肺DR正侧位片提示两肺肺纹理增粗。

诊断：中医诊断：咳嗽（风热犯肺）。

西医诊断：慢性支气管炎急性发作。

证候分析：患者病情迁延已久，"肺主气"，肺气虚弱，气不化津，津聚成痰，痰储于肺，气逆于上则反复咳嗽、咯痰。肺脏虚弱则易受外邪侵袭，风热袭肺，易耗津液，故而咳声暗哑、喉燥咽痛、口渴。肺热内郁，蒸液为痰，则痰黏黄；"肺主皮毛"，风热犯肺，卫表失和则身热恶风。舌质暗红，苔薄黄，脉浮滑偏数为风热犯肺之征。患者病情已久，久病必虚，故气短乏力，中医认为"久病入络，痼病必瘀"。《血证论·咳嗽》云："须知痰水之壅，由瘀血使然，但去瘀血，则痰水自消。"故概言之其病机为："肺气不宣，气滞血瘀，风热

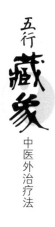

壅内。"按五行藏象疗法，属邪在肺，故采用刺血疗法祛除陈痼，使瘀热得出，肺气得复。

治法：《灵枢·五邪》云："邪在肺……取之膺中外腧，背三节五脏之傍，以手疾按之，快然乃刺之。"故体察患者肺脏投表区腧穴，若按之则痛，或按之有顿觉轻松之"快然"感觉，即选为刺血穴位，经查体确定为以下穴位：肺俞、定喘、膏肓、中府、膻中。常规消毒后，以梅花针轻轻叩刺以上穴位，以皮肤红润、轻微渗血为度，再用闪火法拔罐5～10分钟，1周治疗3次，1周后患者咳嗽减轻、咯痰减少，痰少质稀，无喉燥咽痛、恶风、身热、口渴，再续以治疗2次，咳嗽基本消失，晨起偶有几声干咳，查双肺呼吸音清，双肺底湿性啰音消失。

案例2

徐某，女，38岁。

主诉：反复双膝关节疼痛10年，再发2周。

现病史：患者10年前无明显诱因出现双膝关节肿痛，呈对称性游走性疼痛，并伴红、肿、热症状。曾服"抗炎镇痛药"等药物治疗，诸症好转，但仍常于天气变化时反复发作。2周前因天气骤降，上症再发，伴疲乏，纳差，查血清抗链球菌溶血素"O"阳性，纳寐差，大便稀，小便调，舌红苔白腻，脉沉滑。

诊断：中医诊断：痹证—行痹（风寒内侵）。

西医诊断：风湿性关节炎。

证候分析：肝主筋，卫筋骨，"筋痹之为病，应乎肝"，由于"诸筋者皆属于节"，故关节疾病皆属于筋病。故伴膝关节病变的痹证乃邪在肝的常见病症。《严氏济生方·五痹论治》云："痹之为病，寒多则痛，风多则行，湿多则著……在筋则屈而不伸。"本案患者因已患"风湿性关节"10年，体虚而腠理空疏，突逢天气骤降而易受风寒湿气侵袭而成痹。膝关节疼痛乃寒邪所致，游走性疼痛为风邪致病的特点。

风寒在筋则屈而不伸，故膝关节肿痛屈伸不利。

治则：调补肝筋，消除内寒。

治法：可取行间穴点刺放血，同时对膝关节有瘀血的络脉，刺其血络以散其瘀血，以达消肿止痛之功。并于耳轮后青络上的瘛脉穴点刺放血。刺络放血 1 周 2 次，并予配合艾灸灸于双侧足三里，脾俞、肾俞以温其脾肾阳气。

1 周后双膝关节疼痛缓解，再续以治疗 3 周，上症皆除。

案例 3

李某，女，60 岁。

主诉：反复头晕伴语言謇涩 1 周，昏厥 2 分钟，予以刺血疗法。

现病史：患者诉平素体质虚衰消瘦，近日因烦劳过度于 1 周前出现反复头晕，伴一过性肢麻，言语謇涩，痰多，乏力，纳差，大便溏，小便清长。上症经休息后缓解，但仍反复发作，遂来就诊。急查头颅 CT 示左侧顶叶、双侧基底节区缺血性脑梗病灶，后于诊室就座后突发神昏，半身不遂，肢体松懈，四肢逆冷，面白唇暗，痰涎壅盛，舌质暗淡，舌苔白腻，脉沉滑。

诊断：中医诊断：中风—中脏腑（痰湿蒙蔽心神）。

西医诊断：急性脑梗死。

证候分析：患者素体虚衰，脾肾阳虚，脾失健运，痰浊内生，壅滞经脉，上蒙清窍则发为头晕，加之劳倦过度，致使气血逆乱，痰浊内蒙心神，神机闭塞，脑之神明不用，则发为昏仆。经络气血阻塞，肢体失于濡养则肢体麻木、语言謇涩，脾肾阳虚，脾失健运，则纳差、痰多，大便溏，小便清长。舌质暗淡，舌苔白腻，脉沉滑为脾肾阳虚，痰浊内盛之象。《灵枢·五邪》云："邪在心……喜悲时眩仆。"当病邪犯心，痰蒙心神，以神志抑郁、痴呆、昏迷为主要表现。《灵枢·根结》中将井穴称之为"根"，为脏腑、经气之根本，以头、胸、腹称为

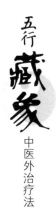

结，为脏腑、经气的归结。根据根结理论，十二井穴可以治疗躯干及头面部疾病，脑血管意外同样也可取十二井穴治疗。"急则治其标，缓则治其本"，故急以针刺人中，并予以十二井穴刺血以醒神开窍。缓予以针刺调节脏腑功能，疏通经络为法。

治法：针刺人中得气后，选用少商、商阳、中冲、关冲、少冲、少泽、隐白、大敦、厉兑、足临泣、至阴、涌泉。行碘伏消毒，先揉按穴位近心端，待局部充血后，用三棱针快速点刺穴位，深度为 0.2 ～ 0.3cm，并用双手挤压穴位的近心端，每次挤出 10 滴为宜。患者随即苏醒，但仍遗留右侧肢体麻木，语言謇涩，故后予以针刺风池、百会、廉泉、曲池、手三里、合谷、环跳、伏兔、足三里、阴陵泉、丰隆、三阴交、太冲以健脾化痰，补益气血，疏经通络，并在得气的基础之上，加以电针，疏密波，25 分钟，并于脾俞，肾俞处艾灸以温阳。治疗每日 1 次，每周间歇 1 日。

经上述治疗半月后，患者上症消除，随访无头晕、语言謇涩、肢体麻木、昏厥再发。

参考文献

[1] 孙永章，杨建宇，范竹雯，等 . 刺络放血最新研究回顾 [J]. 光明中医，2008，23（12）：2080-2082.

[2] 王铮 . 中国刺法疗法大全 [M]. 安徽：安徽科学技术出版社，2005.

[3] 周章玲，刘丽平 . 黄帝内经刺血络法之我见 [J]. 成都中医药大学学报，2003，26（3）：40-42.

[4] 孔永章 . 刺络放血最新研究回顾 [J]. 光明中医，2008，23（12）：2080-2082.

[5] 胡伟勇 . 刺络放血行间穴治疗肝阳上亢型高血压病的临床效应 [J]. 江西中医药，2012，43（358）：53-55.

第十章　银蛋疗法

一、概念阐释

银蛋疗法是将鸡蛋白、金属银、药物三者有机结合使用的一种治疗方法，是集诊断和治疗为一体的特色疗法，因其操作简单、取材方便、安全有效、效果可靠而在民间广泛流传，有祛风散邪、疏通经络、退热、除湿、消积等功效。

本法基于侗瑶民族医学理论，在临床实践过程中发现其法可内调脏腑、外祛诸邪、散瘀通络，与中医五行理论、脏腑理论、经络理论有相通之处，故整理归纳为五行藏象银蛋疗法。

二、理论渊源

《本草纲目》记载："银可安五脏、定心神、止惊悸、除邪气……"用银治疗疾病可内服、可外用。鸡蛋由鸡蛋白与鸡蛋黄组成，《本草纲目》云："卵白，其气清，其性微寒；卵黄，其气浑，其性温……精不足者，补之以气，故卵白能清气，治伏热，目赤，咽痛诸疾。形不足者，补之以味，故卵黄能补血，治下痢，胎产诸疾。"认为鸡蛋白性凉能润肺利咽、清热解毒，适宜咽痛喑哑、目赤、热毒肿痛者食用，但《食疗本草》又云："动心气，不宜多食。"《本草纲目》云："鸡子黄，气味俱厚，故能补形，昔人谓其与阿胶同功，正此意也。"认为鸡蛋黄

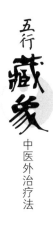

能滋阴润燥，养血祛风，适宜虚劳吐血、热病惊厥、心烦不得眠、胎漏下血者食用，但《本草求真》云："鸡子黄，多食则滞。"

与鸡蛋有关的民族医学外治法众多，独具特色，疗效可靠。瑶医滚蛋、苗医履蛋、壮医烫蛋、侗家银蛋均属集诊断和治疗于一体的特色疗法。其中侗医银蛋疗法因操作简单、取材方便、安全有效、效果可靠而广泛流传于民间，有祛风散邪，疏通经络，退热，除湿，消积等功效。

民族医学理论认为"无毒不生病，无乱不成疾""风毒相夹，百病而生"。且风毒存在于体内而必发于体外，由于其性质和感染的部位不同，其表现就会有所区别。因为风毒在体表的表现较隐晦，用肉眼和一般的方法难以诊察出来，必须用充满生灵能的，敏感性很强的物体才能探查出来。而鸡蛋既是产生新生命的原体，有充足的生灵能，具有很好的灵动效应，又廉价易得，是最为理想的探测物。《本草纲目》记载："巽，为风，为鸡。"鸡蛋与风同性，属木，根据"物以类聚、同气相求"之原理，鸡蛋在体表滚动时，可将风邪吸引出表。侗族喜用银饰，认为银可祛风、辟邪。银属金，金克木，风邪属木，风为百病之长，银与鸡蛋结合，发挥协同作用，能克制人体之风邪而抑制其他邪气的滋长。银蛋疗法不仅能吸附毒素，还能通过银饰的颜色变化观察到毒素、病邪的性质，达到诊断疾病的目的。

三、滚蛋疗法分类

民间滚蛋诊疗方法概括起来可分为热滚法和冷滚法两类。

1. 热滚法

热滚法即用煮熟的鸡蛋在人体体表反复滚动来诊断及防治疾病的方法，通常用于治疗风、寒、湿性病症，如感冒、咳嗽、湿疹、骨关节病、腹泻、风湿病、头痛、痛经、中风、面瘫等，民间应用较为广泛。根据操作方法的不同，又有白蛋滚法、药蛋滚法和金蛋滚法之别。

（1）白蛋滚法

将鲜蛋用清水煮熟后去壳，徒手或用纱布、手绢包紧，趁热在皮肤表面反复快速滚动热熨，直至皮肤红晕，微微汗出为度。蛋凉后可在温水中加热后循环使用，一个部位一般需要2个鸡蛋，或根据操作部位和病情需要准备鸡蛋。如果诊治同时进行则需多备1～2个鸡蛋，以便诊断疾病时进行比较。

（2）药蛋滚法

药蛋滚法是用药物和鸡蛋协同使用来治疗疾病的方法。方法是将鸡蛋与药物同煮10～15分钟，取出鸡蛋去壳后再与药汁共煮5分钟，或熟蛋去壳后与煎好的药汁同煮10～15分钟制成药蛋，再将吸足药汁的药蛋徒手或用纱布、手绢包紧后滚动，手法与白蛋滚法一致。

（3）金蛋滚法

金蛋滚法即是将金属器件与鸡蛋相结合用来诊治疾病的方法。民间最常用的金属器件是金、银、铜。方法是将鸡蛋煮熟去壳后，将金属器（以钱币大小为佳）放于鸡蛋旁边，或放于蛋黄中间，或放于蛋白中间，用纱布或手绢包紧后趁热滚蛋，手法与白蛋滚法一致。注意选择纯度高的金属器件，以免颜色偏差影响判断。在疾病治疗过程中，可将使用后的变色的金属置于水中煮沸5分钟，或用艾草灰搓净，或用牙膏刷洗干净，以去除所带的邪毒，以便循环使用。本文所提到的银蛋疗法，即是属于金蛋滚法。

2. 冷滚法

冷滚法即是将新鲜鸡蛋用清水冲洗干净后在人体皮肤表面反复滚动以诊治疾病的方法。其滚动手法与热滚法一致，每个部位的操作时间以10～15分钟为宜，鸡蛋可以连用3日。若用于疾病诊断，则需要将滚过的鸡蛋煮熟后再进行判断。

滚蛋方法是帮助身体排出邪毒的过程，使用过后的鸡蛋不宜食用。

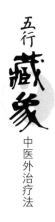

若滚蛋后皮肤出现发痒、红疹或风团，是人体内邪毒外排的现象，滚蛋外排邪毒需要人体阳气鼓动，除特殊情况外，一般选择上午阳气充足时进行效果更佳。滚蛋后可辅以温灸、热敷、捏脊、喝热水等方法，以补充人体正气，振奋阳气，扶正祛邪。

滚蛋疗法以局部治疗为主，如关节炎疼痛选择关节周围，腹痛腹泻选择脘腹部进行，不少民间医生懂得一些中医知识，也会运用中医经络理论循经取穴进行背部和手足心等部位进行滚蛋。滚蛋诊疗方法可用于疾病的诊断和治疗，也可用于养生保健。其中，药蛋滚法和冷滚法主要用于治疗疾病，白蛋滚法、金蛋滚法主要用于诊断疾病，热滚法在民间也常用于养生保健。

四、临床运用及中医原理

银蛋诊疗方法是少数民族生存和维护健康智慧的结晶，在云南、广西、广东、湖南、江西等少数民族分布较多的地区广泛运用。作为民族民间医生诊断疾病和治疗疾病的辅助疗法之一，目前这类疗法的临床疗效观察报道并不少见，但其更深层次的机理研究尚处于空白。

我们团队将银蛋疗法与中医五行理论、脏腑理论、经络理论相结合，从中医角度诠释其机理，提出五行藏象银蛋疗法并用于临床，在医学界尚属首次。

1. 功效及适用范围

银蛋疗法起效的关键因素有：鸡蛋白、银、药汤、温度、操作部位等。

鸡蛋白气清性寒，可治伏热。鸡蛋与风同性，属木。风邪为百病之长，可与寒、湿、热等邪相兼为病，同气相求，蛋白可祛风邪，有助散风寒，除风湿，清风热。

银属金，金克木，风邪属木；银属金，入肺，可安五脏、定心神、止惊悸、除邪气。银蛋协同，可祛风、安神、定惊悸。

煮蛋之汤药，民间医生在葱、姜、苏叶、羌活、独活、细辛、荆芥等温阳解表、祛风散寒的药物中选择一两味，煎汤煮蛋，药蛋协同，祛风散寒、和中止呕之效更佳。为进一步提高临床疗效，我团队创新性地将经方与银蛋疗法相结合。《伤寒论》云："太阳病，头痛，发热，汗出，恶风，桂枝汤主之。"又云："伤寒六七日，发热微恶寒，肢节烦疼，微呕，心下支结，外证未去者，柴胡桂枝汤主之。"临床中银蛋疗法确实对这类"太阳中风""邪入少阳"之证候群，有手到病除之功效。故选经方之桂枝汤药液煮蛋，其疏风解表，散寒止痛之功更显。盖因鸡蛋与药物相结合，在疏经活络的基础上，能促使药物从肌肤渗透脏腑，增加药物对疾病的针对性治疗。

蛋白的温度依赖汤药之温度维持，即便未用药，单以清水煮蛋，以温汤保持银蛋之温热，在人体表面进行热滚，亦可收到疗效。笔者最开始在门诊为风邪入络之面瘫患儿诊疗时即是用白蛋滚法热滚面部经穴，疗效佳。热滚的过程中，鸡蛋作为媒介和载体，通过热力传导和渗透作用，可帮助开张毛孔以助邪毒外排，同时起到温通经络，调畅气机，活血化瘀的作用，能有效地治疗寒凝、血瘀或气滞引起的疼痛、肿胀、麻木等症状，尤其适用于风寒湿性病症。

银蛋疗法多选择头面、颈部、腹部等部位之经穴烫熨。头面、颈部有目、鼻、口、耳等"窍"，有风池、太阳、翳风、迎香等"穴隙"。风性上受，易袭阳位，头面、肌表即是风邪侵袭人体之要道。银蛋在热熨过程中刺激祛风之经穴，疏通堵塞之经脉，从"窍隙"中吸收邪气，以达祛邪疗疾之目的。除了治疗外风，银蛋疗法还可祛内风，可治疗肝风上扰导致的面青白，好动易怒，夜寐不安或夜啼，角弓反张。腹部任脉诸穴位有健脾和胃之功用，温熨腹部，可健脾和胃，散寒止痛。故银蛋疗法有祛风、健脾、平肝、止惊之功。

综上，银蛋疗法可内调脏腑，外祛诸邪，散瘀通络。外感病方面

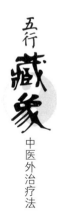

适用于太阳中风、少阳病，或合并太阴病症候群，如发热恶风、头痛汗出、项强肢痛，或伴喷嚏、清涕、恶心欲呕、纳呆。内科病方面适用于局部风寒湿痹、风邪入络之病症。在美容保健方面，可用于改善黑眼圈、眼袋、肤色暗沉、面部色斑等问题。在保健预防方面，可在春季来临之时，用于祛除体内积蓄的伏寒之邪以预防疾病。在体质调养方面，对于脾虚肝亢体质可有调理作用。

2. 操作规程

（1）煮蛋

用清水或汤药煮蛋。

（2）敲蛋

待鸡蛋熟时敲裂蛋壳，继续小火煮蛋，使药物渗入蛋中。

（3）制作蛋包

取蛋一枚，剥壳、去黄；蛋白中纳一枚 5～10 克千足白银片，用柔软棉布包裹蛋白即成一小软包。

（4）热蛋包

小碗装煮蛋药汤，调节温度（39～40℃，以操作者前臂内侧皮肤耐受为度），将蛋包浸入药汤片刻后取出拧干。

（5）操作方法

用热软包旋推烫熨头面、颈部、背部、腹部相应经络穴位，面部主要穴位为印堂、太阳、睛明、迎香；颈部主要穴位为风池、风府、翳风；背部大椎、肺俞、脾俞；腹部神阙、天枢。每部反复操作 3～5 遍，共操作 15～20 分钟，年纪小的患儿可以根据配合情况适当减少治疗时间，反之，成年人可根据情况适当增加治疗时间。每日 1 次。

操作结束后取出银片，淡淡的金色为常色，若见银色变青、蓝或发乌、红铜色，均为病色。青、蓝为风气盛，蓝至发乌为寒湿重，红为热重，如有化热可见青蓝中夹杂红紫色，大致与中医之五行相配。再将银片用艾灰搓洗转白以备下次使用，3～5 次为 1 个疗程。

3. 风险及对策

（1）风险

① 接触鸡蛋过敏的患者可能发生充血、湿疹、瘙痒、荨麻疹、恶心、呕吐、腹泻、血管性水肿等意外。

② 烫伤。

③ 擦伤。

（2）对策

① 询问过敏史。过敏史不明确的，可在上臂内侧皮肤涂擦少量蛋白观察 1 小时，如有瘙痒、皮疹，认为过敏，不适用本法。

② 发生过敏，立即停止操作，清水洗浴过敏部位，更换干净衣物，1 小时后过敏症状即可消失。

③ 以操作者手部皮肤耐受温度为度，手法轻巧即可避免烫伤。

④ 发生烫伤立即停止操作，按烫伤处理。

⑤ 规范操作旋推，注意把握同一部位操作时间，即可避免擦伤。

⑥ 发生擦伤立即停止操作，保持局部干燥清洁，一般 2 日痊愈。

五、典型案例

案例 1

李某，女，生于 2012 年 10 月 8 日，于 2017 年 10 月 16 日初诊。

主诉：呕吐 1 天。

现病史：患儿起病前进食幼儿园的酸奶，放学回家进晚餐过程中出现恶心呕吐，呕吐胃内容物，食入即吐，非喷射状，未见咖啡样物。伴低热，体温 37.8℃。伴有鼻塞流清涕，未见咳嗽，未见抽搐。来诊时症见面色青黄，精神不振，纳呆，有小便，今早解稀便 1 次，气味酸臭。

查体：面色无华泛青，形体瘦，精神不振，皮肤弹性尚可。腹部

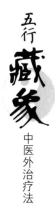

平软，未触及肠形，肠鸣音稍活跃。舌淡苔垢腻，脉滑，咽不红。

诊断：感冒夹滞（外感风寒）。

治疗方案：① 予银蛋烫熨患儿腹部、头面部、颈背部经穴1次。

② 予以饮食指导。

诊疗经过：银蛋治疗后取出银片，见银片变成深蓝色，深至发乌，患儿精神改善，面色转红润，有食欲，嘱家长煮姜葱紫苏粥给患儿食用，次日家长未带患儿复诊，随访家长告知患儿当晚精神食欲恢复正常，大便两次，稀溏，体温正常。嘱继续清淡饮食，进姜葱紫苏粥巩固，避免腹部受凉。随访1周患儿无恙。

按： 患儿以恶心呕吐，纳呆，不思饮食，大便酸臭，低热，鼻塞，流涕，舌苔垢腻脉滑为主要表现，四诊合参，诊断为风寒感冒夹滞。因小儿为稚阴稚阳之体，脾胃脆薄，运化有限，食生冷后致饮食停滞中焦，且脾肺母子相生，肺为一身之藩篱，脾胃积热，母病及子，湿热外蒸于肌表，腠理失于开阖固密，故外邪乘虚袭入，此乃先有积滞而复感。起病当日及前几日是寒露后大风降温天气，风寒之邪乘虚而入，清涕、低热、舌淡咽不红，乃风寒袭表之相。清·陈复正《幼幼集成》记载："（小儿）又有先伤风寒，后伤饮食，或先停饮食，后感风寒，名夹食伤寒。"说明小儿易患感冒夹滞证。银蛋包温热质软，接触皮肤体感舒适，配合手法热熨和旋推腹部神阙等任脉穴位，首先在局部可起到散寒化滞、温通经络、健脾和胃止呕的作用；其次银蛋作用于头面、颈部、背部，此处有目、鼻、口、耳等"窍"，有风池、太阳、翳风、迎香、大椎等"穴隙"，在热熨过程中刺激祛风之经穴，从"窍隙"中吸收风邪，以达祛风解表散邪之目的，以治疗感冒夹滞。烫熨完毕，取出银币，银币由银白色变成深蓝发乌，提示风寒夹湿，与证相合。治疗后给予将息指导，患儿病去迅速。

案例 2

李某，男，生于 2013 年 8 月 20 日，于 2015 年 1 月 25 日初诊。

主诉：口㖞 25 天，咳嗽、流涕 3 天。

现病史：患儿 25 天前因"感冒"后出现口㖞，闭眼不全，起病 3 天即在广西壮族自治区妇幼保健院诊断为"周围性面神经炎"。予针灸推拿，"抗生素、抗病毒"药物静滴、"注射用鼠神经生长因子"及"单唾液酸四己糖神经节苷酯"营养神经各 1 疗程等治疗，共住院 20 天出院。出院时无咳嗽、流涕，但眼裂闭合及口㖞无明显改善。3 天前患儿因外感再次出现咳嗽、流涕，于 2015 年 1 月 25 日入院，入院症见：咳嗽、有痰不会咳出，流清涕，口角向右侧㖞斜、流涎，纳寐欠佳，面色无华，好动，易烦躁哭闹，二便尚可。

查体：左面部见 1cm×1cm 创伤面，干燥无红肿。左侧额纹消失，左侧眼裂闭合不全，上下眼睑距离 3mm，左鼻唇沟消失，口角偏向右侧，咽部稍充血，扁桃体 I 度肿大。双肺呼吸音粗，未闻及干湿啰音。舌淡红苔白，指纹风关浮红。

辅助检查：胸片提示肺纹理增粗模糊，颅脑 MRI 未见异常。

实验室检查：血常规、CRP、肝肾功等检查均未提示异常。

诊断：中医诊断：①口僻（风寒入络）；②咳嗽（风寒犯肺）。

西医诊断：①周围性面神经炎；②急性支气管炎。

治疗方案：①予银蛋熨烫患侧面部、颈肩部、腹部经穴，注意避开创伤面。

②予常规针刺治疗。

诊疗经过：治疗 3 天咳嗽消失、口㖞减轻、上下眼睑距离 2mm。连续治疗 5 天休息 2 天。治疗 1 周时创伤脱痂，面部可正常进行银蛋治疗，共住院 25 天出院，出院时症见：患儿无表情时五官对称，双眼开闭灵活，大哭时轻度口角右偏，又坚持门诊治疗 1 周后痊愈。1 个月后复诊时患儿病情无反复，额纹对称，左侧眼裂可闭合，左右鼻唇沟对称，表情生动活泼。

按： 周围性面瘫又称特发性面神经麻痹、Bell 麻痹、面神经炎。是茎乳孔内面神经非特异性炎症导致的面神经瘫痪。小儿周围性面瘫以急性起病、伴前驱外感病史、口㖞、眼裂闭合不全为特点。目前临床治疗小儿周围性面瘫多以针灸穴位、口服激素、配合治疗外感病为主要治疗方案。临床常见患儿恐惧针刺及艾灸，针刺过程中哭闹不能配合，强迫固定针刺后留针时多数患儿可以平静，但此时再施以艾灸治疗往往引起患儿恐惧挣扎，极易发生烫伤及脱针，导致治疗方案无法实施或收效甚微，且易伤及面部，有损容颜，故寻求可以替代的有效安全的疗法是必要的。

小儿周围性面瘫的病机多因风邪伤络，导致筋脉挛急或筋失濡养痿废不用，正符合银蛋疗法的适应证。银蛋疗法散寒化瘀、温通经络，作用于头面、"孔窍""穴隙"，可达祛风散邪之目的。每次烫熨完毕，取出银币，银币均由银白色变成青蓝色，而青蓝属木，提示有风邪。银蛋作用于腹部神阙等任脉穴位，可健脾和胃。脾属土，肝属木，土虚则木亢，脾虚则肝亢，肝亢则见肝风上扰，患儿久病脾虚，故纳差，面色无华泛青，好动易苦恼，夜寐不安。银蛋健脾祛风并举，以调患儿脾虚肝亢之体质偏颇，与常规针刺治疗配合促进面瘫痊愈。最后几日银蛋疗法完毕后，取出银币，银币均为淡淡金色，提示邪去正安，而患儿五官对称、表情生动活泼，纳寐佳，面色红润，疾病痊愈。

案例 3

王某，女，生于 2016 年 3 月 3 日，于 2017 年 9 月 3 日初诊。

主诉：夜寐不安、烦躁反复发作 3 个月。

现病史：患儿 3 个月前患"感冒发热 1 周"后继而出现夜寐不安，喜俯卧翘臀睡姿，常常惊醒哭闹，经安抚多时方可入睡。日间易烦躁哭闹、挠人，纳欠佳，大便隔日一行，偏干，气味恶臭。

查体：形体偏瘦，发育正常，发黄疏。面色无华，山根青，额部、太阳穴附近青筋显露，无骨骼畸形。舌淡红，苔薄，根苔略厚。

诊断：夜啼（脾虚肝亢）。

治疗方案：① 银蛋烫熨患儿腹部、头面部、颈部经穴，日1次。

　　　　　② 以健脾平肝手法行小儿推拿，日1次。

　　　　　③ 挑治四缝穴1次。

　　　　　④ 予以喂养指导。

诊疗经过：患儿第1日予上方案治后，次日复诊，诉夜寐明显改善，食欲佳，大便量多而臭，偏干结；第2日予小儿推拿及银蛋治疗；第3日复诊，诉寐安，仍有俯卧翘臀，纳佳，大便量多而臭，不干结，日间烦躁哭闹减少，不挠人。望诊见山根青不明显，额部青筋基本消失。继续小儿推拿及银蛋治疗，连续治疗5日。结束时患儿面色红润、精神佳、睡眠安稳，未再俯卧，二便正常，随访1个月未见复发。

按： 追溯病史，该患儿外感期间接受了"点滴抗生素"治疗，病后出现食欲不如病前、大便不调等表现，此乃"病后脾虚症候群"；夜寐不安、烦躁哭闹多，夜寐喜俯卧翘臀、翻滚，乃"病后肝亢症候群"，正是患儿脾胃不和，腹中有"邪风"，甚至疼痛的表现。小儿脾常不足，受病邪、药邪所伤，则脾胃更虚，脾胃不和，即见纳差、寐不安；纳化失运，水谷精微化生气血受阻，故见面色无华，心失所养，故寐不安；土虚则木乘，脾虚则肝亢，故患儿出现性格烦躁、爱哭闹、喜挠人、夜间翻滚，山根青、面部青筋，均为肝风内动之相。银蛋包温热质软，可充分接触体表皮肤，配合手法推揉经穴按摩，首先散腹部寒瘀、温通面部经络，直接改善腹痛、面色。烫熨完毕，取出银币，银币均由银白色变成墨蓝色，泛有紫红光，青蓝属木，提示有风邪，色重如墨，提示夹湿，紫红提示有热。故治疗后排大量恶臭便。银蛋作用于腹部神阙等任脉穴位，可健脾和胃，健脾祛风并举，以调患儿脾虚肝亢之体质偏颇，促进睡眠。小儿推拿亦是选取清补脾、平肝、

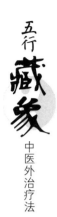

清天河水、摩腹等扶土抑木之手法。挑治四缝穴乃化滞消疳开胃的强刺激手法，用意在于"开门逐寇"，中病即止，以银蛋、推拿保持温和持续刺激，保证疗效。最后1日银蛋疗法完毕后，取出银币，银币为淡金色，提示邪去正安，而患儿活泼乖巧，纳寐均佳，面色红润，乃阴平阳秘之象。

参考文献

[1] 陆安全 . 神奇的侗家银蛋包 [J]. 档案时空，2014,（1）：45.

[2] 陈德媛 . 苗族医药学 [M]. 贵阳：贵州民族出版社，1992.

[3] 谢雨，张建博，王欣，等 . 云南民族民间滚蛋诊疗方法初探 [J]. 中国民族民间医药，2015,24（10）：1-2+5.

[4] 汪受传 . 中医儿科学 [M]. 北京：中国中医药出版社，2004.

[5] 王育龙，窦金明 . 浅议小儿感冒夹滞的病机 [J]. 国医论坛 .2003,18（2）：15.

第十一章　烫熨疗法

一、概念阐释

烫熨疗法是将蓄热物质加热后，在人体的一定部位上进行烫熨或滚动、摩擦来达到防病、治病的疗法，其具有温经通络、活血行气、散热止痛、祛瘀消肿等作用。

二、理论渊源及历代演变

早在《史记·扁鹊仓公列传》中有记载扁鹊应用烫熨疗法配合针刺，使患尸蹶病的虢国太子死而复生。《灵枢·周痹》也记载："故刺痹者，必先切循其下之六经，视其虚实，及大络之血结而不通，及虚而脉陷空者而调之，熨而通之。"《黄帝内经太素》中记载"气血未盛，未为脓者，可以石熨，泻其盛气也"，说明熨法可以疏通经络、活血祛瘀。

《中国医学大辞典》记载："古治病法，用药熨之，使热气入内，而病可发散也。"熨法借火之热度，熨人肢体，使经脉通畅，祛除病邪，从而达到治愈疾病的目的。此外，古人还将熨法作用于中风卒倒、霍乱吐泻的患者，温中祛寒、回阳救逆使其能肢暖厥回；作用于心腹卒痛、痹证疼痛，可通筋活络、缓解疼痛，痈肿疮疖者熨之，可消肿散结止痛。

三、烫熨疗法分类

古代医书中记载除以药熨之外，尚有盐熨、膏熨、水熨、砖熨、壶熨等各种熨法，现代亦有文献报道采用高新技术对药熨操作方法进行细节改进。下面引用程绍鲁在《烫熨疗法的临床应用》中列举的不同的烫熨类型，如下：

1. 盐熨

取大青盐250～500克，铁锅1口，布袋2条。将大青盐放在铁锅内，用大火炒至烫，立即装入布袋内，用细绳扎紧袋口，再将盐包放在脐周熨烫。热力下降后即用另一盐袋更替。反复多次，每次约30分钟，适用于虚寒腹痛、寒湿痹痛。

2. 壶熨

按病情选定所需药物，准备茶壶1个（或熨斗、热水袋、玻璃瓶等），布袋1条，厚布1块。将药物打碎炒热，装入布袋，扎紧袋口。把药袋置于治疗部位，上面盖一块厚布，然后用装满开水的茶壶放在药袋上，开始时茶壶的温度较高，可用手提着茶壶一起一落地连续热熨，等壶温稍降低后，即放在药袋上不动。总之，以患者能忍受而不烫伤皮肤为度，每次约20～60分钟，适用于寒湿痹痛、跌打损伤及虚寒证。

3. 药熨

首先备好药物，取药袋2条，砂锅1个，将药物打碎炒热，装入布袋，扎紧袋口，或将药打碎后装入布袋，扎紧袋口，然后煎煮或蒸，趁热将药袋置于治疗部位，此熨法是将治疗某种疾病特定的药物组成的处方，借助烫熨的热力使药性透入穴位或患处以发挥治疗作用，开始需时时提起，以免烫伤，待药袋温度稍降后可置于治疗部位不动，温度过低则用另一药袋更换，反复多次，也可用药袋在患部边熨边摩擦。可入选的药物及方法很多，不过都应当具有温经通络、祛风散寒、活血化瘀等功效。

4. 水熨

此法最为简便，即用热水袋或玻璃瓶盛热水，外裹毛巾，以适宜的热度熨患处。具有活血行血、消肿止痛的功能，也可以配合药熨，适用于一般的胃病、腹痛、腰痛及疲劳不适等，是一种较简便易行的方法。

5. 卵石熨

先准备两个椭圆而尽可能是柱形的鹅卵石，洗净，放入火中烧热或放于铁锅中加沙炒热，待卵石发烫后，取出裹上纱布，置之患处，上下滚动，此法不仅有热熨刺激，而且滚动中还有按摩的功效，卵石散发的热量对寒湿引起的颈肩、腰腿痛，中寒食滞引起的胃痛、腹痛均有一定的治疗作用。

6. 醋椒熨

准备花椒 200 克，陈醋 100 克，先将花椒放铁锅内爆炒，然后放醋炒匀，装布袋内热熨患处，此法对妇女痛经、老人卧睡抽筋、腹中气块，都有一定的疗效。

7. 姜熨

用鲜生姜洗净切成块，在锅中炒热，用布裹，在患处来回熨，如果姜凉后，可炒热再熨，此法最适于胸膈胀满、风湿性腰腿痛、软组织挫伤等。

8. 灰土熨

这是民间沿用的方法，用柴火灶内的灶心土，煨热盛贮布袋内，反复烫熨疼痛的部位，适用于受寒胃痛、腹痛。

9. 葱熨

用葱白适量，捣烂成饼状，置于病变部位，再以盛火熨斗在葱饼上反复熨之，也有将葱白炒热，用纱布包起，放于需熨部位进行熨疗，适用于小便不通、痈肿、跌打损伤、阳脱等。《景岳全书》治疮："以

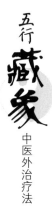

葱白为一束，去须叶切维寸厚，葱饼烘热，置脐上，仍以熨斗熨之，尤便而妙。"

10. 酒熨

用60度白酒，以酒壶炖热，用布蘸热酒熨摩患处的一种熨法，适用于气郁不舒、胸膈胀闷、局部肿痛等病症。

11. 烙铁熨

此法为将烙铁烧热，用布包好，置于腹部反复熨烫的一种方法，适用于受凉后腹痛腹泻或婴儿腹泻等。

12. 砭石熨

烫熨疗法和砭石疗法（砭术）有异曲同工之妙。古人在长期的实践中，发现用烤热的石头搁在病患处或进行按摩，可以减轻痛苦，对治疗虚寒性疾病和风湿痹痛有明显的疗效，这种疗法就是砭石的温熨疗法。应用现代科技手段对砭石进行检测，发现它的主要治疗作用来源于超声波与远红外线，在把它加温至50℃时，其远红外线辐射率可高达0.9以上。所以，砭石只有加温使用时才能发挥最佳治疗作用。

四、临床应用

1. 功效

烫熨疗法的功效有温经散寒，温通经络、活血逐痹，消瘀散结、通络止痛等。

2. 适应证

（1）消化系统疾病：功能性胃肠病（胃食管反流、功能性消化不良、肠易激综合征、功能性便秘）、慢性胃肠炎、溃疡性结肠炎、慢性肝炎、慢性胆病、脂肪肝等。

（2）呼吸系统疾病：上呼吸道感染，慢性支气管炎，支气管哮喘。

（3）妇科疾病：月经失调、痛经、慢性盆腔炎，附件炎等。

（4）自身免疫性疾病：类风湿关节炎等。

（5）骨科疾病：颈椎病、腰椎病、膝关节病、肩周炎等。

（6）儿科疾病：婴幼儿腹泻、小儿厌食症、小儿遗尿症。

3. 操作规程

（1）根据患者病情与个体差异，选择不同类型的烫熨方法，选择好穴位或部位。

（2）烫熨包结合滚、揉等手法直接烫熨穴位或部位。

（3）疗程：每日 1～2 次，7～10 天 1 疗程。

4. 禁忌证及注意事项

（1）要求患者体位平正舒适，既有利于准确选择穴位，又有利于施灸的顺利完成。

（2）阴虚阳亢、邪实内闭及热毒炽盛等病证禁用。

（3）对颜面部、阴部、有大血管分布等部位不宜施治；对于妊娠期妇女的腹部及腰骶部不宜施治。

（4）皮肤局部有感染、肿块、破溃，以及患者有意识障碍等禁用。

（5）避免烫伤患者，交代患者配合事宜。

5. 烫熨治疗后的生理反应及其并发症

（1）生理反应：烫熨治疗后局部皮肤潮红。

（2）该治疗并发症较少，有极少数可出现局部皮肤烫伤。

五、临床应用体会及典型案例

1. 烫熨之五行

烫熨疗法历经几千年的实践，也是文献记载的我国最早用于医疗保健的疗法，并在长期的临床实践中不断地总结、创新及运用，如之前提到的多种类型的烫熨疗法，包括盐熨、壶熨、药熨、水熨、卵石熨、醋椒熨、姜熨、灰土熨、葱熨、酒熨、烙铁熨、砭石熨等。

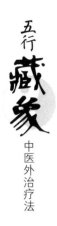

"烫"属于《康熙字典》【巳集中】【火部】类目中，古人用陶瓷钵装烧红的木炭，在人体疼痛的部位进行烫疗，发现其具有消除寒冷、温通血脉、舒筋活骨、解除疲劳的作用；"熨"亦于康熙字典类目【巳集中】【火部】中，熨法指将发热的物体在身体表面推熨摩擦，具有活血化瘀、疏通经络的疗效。所以，烫熨两字都离不开"火"，烫熨疗法以其温热之象调和脏腑，故五象疗法中属"火"。

（1）盐熨

李时珍在《本草纲目》中记载："大盐（气味）甘、咸，寒，无毒。"《名医别录》则认为："食盐咸，温，无毒。"明代李中梓在《雷公炮制药性解》中也认为："食盐味咸，性温无毒。"陈士铎在《本草新编·水》中记载："肾水乃先天之水，无形之水也……食盐有益于肾水者，以水经火化也。火亦无形，故能入于无形之中。然多食则过助火矣。"认为盐兼同了"水火"两种特性，就像食盐析出的过程，海水经过煮沸或者日晒后析出食盐结晶，有水则盐得以附，有火则盐得以成。肾为水脏，"咸入肾""咸生肾"，咸盐性寒，能滋肾水，同气相求，适量可养之。李时珍曰："盐为百病之主，百病无不用之。故服补肾药用盐汤者，咸归肾，引药气入本脏也。补心药用盐炒者，心苦虚，以咸补之也。补脾药用炒盐者，虚则补其母，脾乃心之子也。"临床中，食盐能够吸收湿气，炒热后能温通经脉，温中止痛，并能够引火下行，引火入肾，五象疗法中属"火中水"。

（2）酒熨

《说文解字》云："酉，就也，八月黍成可为酎酒。象古文酉之形。"甲骨文以酒坛形状表示酒。酒是用高粱、米、麦或葡萄等发酵制成的含乙醇的饮料，《素问·汤液醪醴论》记载："上古圣人作汤液醪醴。"《素问·血气形志》曰："经络不通，病生于不仁，治之以按摩醪药。"《汤液本草》云："酒能行诸经不止，与附子相同。味之辛者能散，味苦者能下，味甘者居中而缓也。为导引，可以通行一身之表，至极高分。"酒，味甘、苦、辛，性温，甘能缓中，苦能下，辛能散。中药以酒制后，能改变药物趋势，加强上行之力，加强升提之功，用于烫熨之中，可加强行气温中，通络止痛之效。所以酒熨五象疗法中属"火中火"。

（3）砭石熨

《素问·异法方宜论》云："故东方之域，天地之所始生也。鱼盐之地，海滨傍水，其民食鱼而嗜咸，皆安其处，美其食，鱼者使人热中，盐者胜血，故其民皆黑色疏理，其病皆为痈疡，其治宜砭石，故砭石者亦从东方来。"其东方之域砭石出，《山海经》中有记载两座山出砭石，一为《东山经》的"又南四百里，曰高氏之山，其上多玉，其下多箴石。诸绳之水出焉，东流注于泽，其中多金玉"；二为《东山经》的"又南五百里曰凫丽之山。其上多金玉，其下多箴石"。东方之疾，由砭石而治，砭石五行为金，则有平肝木、调肝体、顺肝气之用。《砭经》中曰："砭之诀：一曰点，点非针也，点其中而不必刺其体；二曰熨，熨似灸也，熨其外而不必灼其肤；三曰摩，摩即按也，摩其周而不必振其骨。"又曰："水者温石于汤，以保其热也；火者煨石于灰，以传其热也。"砭石熨通过保热传热以疏通经络，潜阳安神，定惊止痉。砭石熨的五象疗法中属"火中金"。

（4）姜熨

生姜，味辛，性微温，归肺、脾、胃经，具有发汗解表，温中止呕，温肺止咳，解毒等功效。《本草纲目》载其："生用发散，熟用和中。"《本草求真》记载："姜皮辛凉，和脾利水，消肿行水。"《本经逢原》记载："生姜捣汁，则大走经络。"生姜可祛风湿痹，散寒，《神农本草经》谓姜："生者尤良，久服去臭气，通神明。"《辅行诀》中认为生姜气芬芳，味辛辣，将生姜归属为木。心主神明，开窍于舌，位于上焦，生姜爽口提神，功在中上二焦，当有心火上炎之性；神明乃清阳之气所喜，清阳走上窍，生姜味通于清窍，生姜被归为"火中木"，所以，姜熨的五象疗法中属"火中木"。

（5）泥土熨

泥，即是土。土细致柔和，并能化生和承载万物。中国古代泥土疗法在公元前3世纪已有记载，泥土疗法运用已有2000年左右的历史。人们通过服食泥土、泥土烫熨、泥土外敷、卧于土中、泥浴、佩戴泥土、闻泥土等形式治疗不同疾病，包括：胃脘痛、腹泻、胸痹心痛、风寒湿痹、崩漏带下、小儿步迟或肌肉软弱、斑秃脱发、皮肤病症等，广泛运用于内科、外科、妇科、儿科、五官科疾病。如伏龙肝，别名灶心土，味辛、性温，功用温中燥湿、止吐、止血，主治虚寒泄泻、呕吐反胃、吐血便血、崩带等症。国外有用伏龙肝治疗顽固性呕吐及妇产科疾病的报道。泥土熨，通过温热及红外理疗作用，达到健脾和胃、温经散寒、祛湿通络的作用，泥土熨五象疗法中属"火中土"。谢胜教授结合五行制化理论提出了"以象补藏"的观点，并构建了坤土建中疗法。该疗法针对不同体质状态人群的五行偏颇，选取具有补益中气作用的自然五方之土"以象补藏"，可以达到"以土调枢，以土补土"的作用，详见坤土建中疗法。

2. 典型案例

韦某，女，31岁，生于1985年12月。

主诉：分娩第一胎后4年未孕。

现病史：患者27岁分娩第一胎之后，4年未孕。平素月经推后15天左右，经量少，色暗淡，时有血块，小腹冷，带下量多，色白质稀，无特殊气味。2015年5月至2017年3月，月经两月一行；最近半年，经闭不行，腰酸，怕冷，大便偏稀，纳寐尚可。舌淡嫩，苔薄白，脉细。

诊断：不孕（脾肾阳虚）。

治法：内服中药 + 姜熨（7次，每日1次，每次40分钟，巳时进行）。

按：患者生于乙丑年六之气，金运不及之年，太阴湿土司天，太阳寒水在泉，主气太阳寒水，客气太阳寒水，金不及则木气来复，木旺则土虚，加之叠加寒水，寒湿为患，再结合症状，舌、脉之象，诊断为不孕（脾肾阳虚）。用鲜姜洗净切成块，在锅中炒热，用布包裹，在患处来回熨，姜凉后可炒热再熨，以督脉及下腹部为主。生姜味辛，性微温，具有很好的温中祛寒，温通经络之效。选择巳时阳升之时，加强温阳通络之功。

第十二章　贴敷疗法

一、概念阐释

穴位贴敷疗法，是以中医脏腑、经络学说等理论为指导，把中药饮片研成细末，用水、醋、酒、蛋清、蜂蜜、植物油、清凉油、药液甚至唾液等物质调成糊状，或用呈凝固状的油脂（如凡士林等）、黄醋、米饭、枣泥制成软膏、丸剂或饼剂，或将中药汤剂熬成膏，或将药末散于膏药上，再直接贴于穴位、患处（阿是穴）以治疗疾病的一种无创疗法，具有温经散寒，活血消瘀，通络止痛，调节脏腑功能的作用。

二、理论渊源及历代演变

早在原始社会，人们就用树叶、草茎之类涂敷伤口以治疗与猛兽搏斗所致的外伤，后来逐渐发现有些植物外敷能减轻疼痛和止血，甚至可以加速伤口的愈合，这就是中药贴敷治病的起源。在1973年湖南长沙马王堆3号汉墓出土的我国现存最早的医方专著《五十二病方》就有"蚖……以蓟印其中颠"的记载，即用芥子泥贴敷于百会穴使局部皮肤发红来治疗毒蛇咬伤。书中还提及创口外敷有"傅""涂""封安"之法，所载的酒剂外涂止痛和消毒的资料当为酒剂外用的最早记载，为后世所广泛应用。

在春秋战国时期，人们对穴位贴敷疗法的作用和疗效已有一定的认识，并逐步将之运用于临床。在《灵枢·经筋》记载："足阳明之筋……颊筋有寒，则急引颊移口；有热则筋弛纵缓不胜收，故僻。治之以马膏，膏其急者，以白酒和桂以涂……"被后世誉为膏药之始，开创了膏药疗疾之先河。

东汉时期的医圣张仲景在《伤寒杂病论》中记述了引导、针灸、膏摩、熨、外敷、熏洗等多种外治方法；而且华佗在《神医秘传》中治脱疽"用极大甘草，研成细末，麻油调敷极厚，逐日更换，十日而愈"，足见穴位贴敷疗法在东汉时期已经开始盛行。

晋唐时期，穴位贴敷疗法已广泛地应用于临床。晋·葛洪的《肘后备急方》中记载"治疟疾寒多热少，或但寒不热，临发时，以醋和附子末涂背上"，并收录了大量的外用膏药，如续断膏、丹参膏、雄黄膏、五毒神膏等，同时还注明了具体的制备方法。其用狂犬脑外敷伤口治疗狂犬病的方法，实为现代免疫学在临床实践中的先驱。唐·孙思邈在《孙真人海上方》中写道："小儿夜哭最堪怜，彻夜无眠苦逼煎，牛甲末儿脐上贴，悄悄清清自然安。"并提出了"无病之时"用青砂摩卤上及足，动以避"寒心"等治未病的思想。

宋明时期，中药外治法得到了不断的改进和创新，这极大地丰富了穴位贴敷疗法的内涵。如宋代《太平圣惠方》中记载："治风腰脚冷痹疼痛，宜用贴。乌头散方，川乌头（三分去皮脐生用）。上捣细罗为散，以酽醋调涂，于故帛上敷之，须臾痛止。"《圣济总录》中指出："膏贴取其膏润，以祛邪毒，凡皮肤蕴蓄之气，膏能消之，又能摩之也"，初步探讨了膏药能消除"皮肤蕴蓄之气"的中药贴敷治病的机理。明代《普济方》中有"治鼻渊脑泻，用生附子末，煨葱，涎和如泥，罨涌泉穴"的记述。李时珍的《本草纲目》中更是收载了不少关于穴位贴敷的治疗方法，并为人们所熟知和广泛采用，如"治大腹水肿，以赤根捣烂，入元寸，贴于脐心，以帛束定，得小便利，则肿消"，另有吴茱萸贴足心治疗口舌生疮，黄连末调敷脚心治疗小儿赤眼等方法至今仍被沿用。

清代可以说是穴位贴敷疗法逐渐走向成熟的时期，出现了不少中药外治的专著，其中以《急救广生集》《理瀹骈文》最为著名。《急救广生集》又名《得生堂外治秘方》，是由程鹏程经数十年的时间精心编撰而成，详细记载了清代嘉庆时期以前千余年的穴位外敷治病的经验和方法，并强调在治疗过程中应注意"饮食忌宜""戒色欲"等，是指导后世研究和应用外治法的经典之作。继《急救广生集》刊行59年之后，"外治之宗"吴师机结合自己的临床经验，对外治法进行了深刻的理论探索和系统的整理，著成《理瀹骈文》一书。书中每种疾病的治疗都以膏药贴敷为主，选择性地配以点、敷、熨、洗、擦等多种外治法，并且把穴位贴敷疗法治疗疾病的范围推广到内、外、妇、儿、皮肤、五官等科，提出了"以膏统治百病"的观点；同时还依据中医基本理论在内病外治的作用机理、制方遣药、具体运用等方面做了较详细的论述，提出外治部位"当分十二经""药物当置于经络选穴……与针灸之取穴同一理"之论点。

中华人民共和国成立以来，专家学者们对历代文献进行考证、研究和整理，大胆探索，不但用本法治疗诸多临床常见病如感冒、咳嗽、腹泻等，而且用其治疗肺结核、肝硬化、冠心病、高血压、肿瘤、哮喘、糖尿病等疑难病种。如用抗癌中药制成的化瘀膏，外用治疗癌症取得了可靠的疗效，不仅有止痛之效，还有缩小癌瘤之功。尤其在科技日新月异的今天，许多边缘学科及交叉学科的出现，为穴位贴敷疗法注入了新的活力：一方面运用现代生物、物理学等方面的知识和技术，研制出新的具有治疗作用的仪器能与穴位贴敷协同运用；另一方面研制出不少以促进药物吸收为主且使用方便的器具来辅助增强穴位贴敷的疗效。尤为可喜的是当代中医界开始不断吸收现代药物学的研究成果来改革剂型和贴敷方式：有加入化学发热剂后配制成熨贴剂者，如代温灸膏等；有用橡胶和配合剂（氧化锌、凡士林等）作为基质，加入从中药中提炼的挥发油或浸润膏制成的硬膏剂者，如麝香壮骨膏、关节止痛膏、麝香痛经膏等；有使药物溶解或分解在成膜材料中制成的药膜状固体帛制剂或涂膜剂者，如斑蝥发疱膜等；还有在贴敷方中加入透皮吸收促进剂来促进治疗性药物高效率地、均匀持久地透过皮肤的贴敷剂，如复方洋金花止咳平喘膏等；还有在贴敷方中打破了传统治疗理念，运用由现代高新生物技术提取而成，浓缩了治膏精华，能透皮、肉、骨，层层穿透，深层直达病灶，快速修复受损的关节骨、半月板，恢复关节软骨、半月板的韧性和弹性的骨病贴敷药剂者，如千年活骨膏等。

穴位贴敷疗法不但在国内影响广泛，在国外也正逐渐兴起，如德国慕尼黑大学医学部发明的避孕膏，贴敷在腋下即可起到避孕的效果；日本大正株式会社研制的中药贴膏也深受人们的欢迎，如温经活血止痛的辣椒膏等。

三、现代研究进展与运用

1. 现代研究

（1）作用机理的研究

穴位贴敷作为一种中医外治手段，其疗效确切，而且其适用范围广泛，可用于多种内科疾病。但穴位贴敷疗法的作用机理比较复杂，尚未完全被阐释清楚，目前我们认为其可能的作用机理有如下三个方面：一是穴位的刺激与调节作用；二是药物吸收后的药效作用；三是两者的综合叠加作用。

① 穴位作用：经络"内属脏腑，外络肢节，沟通表里，贯穿上下"，是人体营卫气血循环运行出入的通道，而穴位则是上述物质在运行通路中的交汇点，是"肺气所发"和"神气游行出入"的场所。各

种致病之邪滞留在人体内部使脏腑功能受到损害和影响，导致经络涩滞，郁而不通，气血运行不畅，则百病生焉。同时可能在经络循行部位（尤其在其所属腧穴部位）出现麻木、疼痛、红肿、结节或特定敏感区（带）等异常情况。根据中医脏腑经络相关理论可知，穴位通过经络与脏腑密切相关，不仅有反映各脏腑组织生理或病理的状态，同时也是治疗五脏六腑疾病的有效刺激点。

②　药效作用：清·徐大椿曾说："汤药不足尽病……用膏药贴之，闭塞其气，使药性从毛孔而入其腠理，通经活络，或提而出之，或攻而散之，较之服药尤为有力。"贴敷药物直接作用于体表穴位或表面病灶，使局部血管扩张，血液循环加速，起到活血化瘀、清热解毒、消肿止痛、改善周围组织营养的作用；还可使药物透过皮毛腠理由表入里，通过经络的贯通运行，联络脏腑，沟通表里，发挥较强的药效作用，正如《理瀹骈文》所言："切于皮肤，彻于肉里，摄入吸气，融入渗液。"并随其用药，能祛邪、拔毒气以外出，抑邪气以内清；能扶正，通营卫，调升降，理阴阳，安五脏；能挫折五郁之气，而资化源。现代亦有学者对穴位贴敷的药效作用进行了研究，并为其药理作用进行了现代科学阐释，如周忠明等研究得出：金水六君煎联合穴位敷贴能显著改善慢性支气管炎患者的血液流变学、炎症因子以及肺功能水平，对其治疗具有十分重要的临床意义。邹君君等研究发现：溃结宁膏穴位敷贴预处理对溃疡性结肠炎大鼠肠黏膜具有一定的保护作用，其可能机制为降低血清及结肠组织促炎因子 IFN-γ、IL-12 的水平，升高抗炎因子 IL-4、IL-10 的水平，能在一定程度上恢复大鼠血清及结肠组织促炎因子与抗炎因子的平衡，并且溃结宁膏敷贴具有腧穴特异性效应。

我们知道影响药物透皮吸收的因素除药物的理化性质和药理性质外，还与皮肤所固有的可透性有密切的关系。现代医学已证明，中药完全可以从皮肤吸收。经穴皮肤吸收药物的主要途径，一是透皮吸收：

通过动静脉通道，角质层转运（包括细胞内扩散和细胞间质扩散）和表皮深层转运而被吸收，药物可通过一种或多种途径进入血液循环；二是水合作用：角质层是透皮吸收的主要屏障，其含水量与环境相对温度与湿度有关，中药外敷可以让局部皮肤形成一种汗水难以蒸发扩散的密闭状态，使角质层含水量从 5% ～ 15% 增至 50%，角质层吸收水分后使皮肤水化，引起角质层细胞膨胀成多孔状态而使其紧密的结构变得疏松，易于被药物穿透。研究证明药物的透皮速率可因此增加 4 ～ 5 倍，同时还可使皮温从 32℃ 增至 37℃，加速局部血液循环；三是表面活性剂作用：贴敷药物中所含的铅皂是一种表面活性剂，可促进被动扩散的吸收，增加表皮类脂膜对药物的透过率；四是芳香性药物的促进作用：贴敷药物中的芳香类药物，多含挥发性烯烃、醛、酮、酚、醇类物质，其具有较强的穿透性和走窜性，可使皮质类固醇透皮能力提高 8 ～ 10 倍。

③ 综合作用：穴位贴敷疗法是传统针灸疗法和药物疗法的有机结合，其实质是一种融经络、穴位、药物为一体的复合性治疗方法，而不仅仅是单纯某一因素在起作用。一般情况下，内服某药物能治某病，外敷之同样有效，如芒硝内服可治便秘，敷脐亦如此。但也有例外，即外用某药贴敷能治某病，但内服之却无效，如葱白敷脐可治便秘，但内服却不可。另外单用一种药物如炒葱白、炒盐、大蒜等外敷治疗证型不同的疾病的情况有许多，这仅从辨证施治和药物性味主治上考虑是难以理解的，除了中药的有效生物活性物质外，还有温热刺激作用和经络腧穴本身所具的外敏性及放大效应。而且临床上常可见到在同一穴位上用不同药物治疗同一种疾病其疗效也有差异，如同为治疗慢性支气管炎、支气管哮喘的贴敷方，苏玲等的自制贴敷方（麝香、冰片、延胡索、地龙、半夏、南星、细辛、白芥子、甘遂）的疗效就优于张璐《张氏医通》所载的白芥子膏（麝香、细辛、白芥子、延胡索、甘遂）的疗效，说明药性也起着一定的作用。还有根据疾病的不

同选用不同的贴敷部位或穴位进行治疗的情况，如咳嗽贴天突、定喘、肺俞有显著疗效，遗尿、痛经贴敷首选神阙穴，而贴敷其他穴或非穴位则疗效不显，即表明穴位和经脉对治疗效果有较大的影响。

由上可知，穴位贴敷对疾病的治疗主要表现是一种综合作用，既有药物对穴位的刺激作用，又有药物本身的作用，而且往往是几种治疗因素之间相互影响、相互作用和相互补充，共同发挥的整体叠加治疗作用。如药物的温热刺激对局部气血有调整作用，而温热刺激配合药物外敷必然增加了药物的功效，因气味辛温的中药在温热环境中更易于吸收；另一方面，中药外敷于穴位上也刺激了穴位本身，激发了经气，调动和激发了经脉的功能，使之更好地发挥了行气血、和阴阳的整体作用。

（2）临床疗效研究

现代有许多学者做过关于穴位贴敷疗法的临床研究，如张伟等通过研究得出柴胡疏肝散贴在穴位减少冠心病患者心绞痛发作次数、发作持续时间及硝酸甘油服用量方面均能取得较好的效果，且总体有效率为90.9%。周胜利等用中药穴位贴敷治疗肺肾气虚型COPD的临床疗效达到85%，尤其在增强患者的肺功能及改善其生活质量方面的效果更为显著。王美华等用穴位敷贴结合大黄贴敷治疗下肢骨折患者，使其便秘症状明显改善，疗效达到95%。蒋朱秀等发现，金匮肾气丸联合穴位敷贴可以有效提高支气管哮喘临床缓解期肾阳虚证患者的免疫功能，改善临床症状，患者治疗前后的 ACT 评分、IgE 水平、CD4[+] 水平、CD8[+] 水平均有明显的改善。

（3）局限性及影响因素的探讨

当然，尽管穴位贴敷的临床疗效已经得到了业界的公认，但其效果也受到多种因素的影响，如果应用不当不但会降低疗效，甚至会出现不良反应。如徐洪洁通过总结当代诸多关于穴位贴敷疗法的临床研究后指出：穴位贴敷疗效受辨证方法与思维模式、体质因素、贴敷时间因素、贴敷治疗刺激强度等多种因素的影响。并且我们也在临床实践当中发现，穴位贴敷疗法的治疗效果明显受临床医生的临证水平、对患者病情的把握程度、对穴位功效的认识深度、对中医文化的理解程度及患者体质状态等多种因素的影响。因此，努力提高临床医生的临床实践能力及水平是让穴位贴敷疗法发挥其最大效能的决定性因素。

2.功效及适用范围

（1）功效

结合不同时间的天地气运变化，调整脾土在不同阶段的失衡之象，并调节人体肝肺、心肾、脾胃等脏腑气机，最终达到天人和合的平衡状态。

（2）适用范围

在正确体质辨识和辨证论治的基础上，该疗法可用于各种体质状态人群。

3.具体操作方法

（1）方药的选择

从理论上讲，凡是被临床证明有效的方剂一般都可以熬膏或研末用作穴位贴敷原料来治疗相应疾病，但其亦有一定的选方原则和纳入标准：

① 应用通经走窜、开窍活络之品。现在常用的这类药物有冰片、麝香、丁香、花椒、白芥子、姜、葱、蒜、肉桂、细辛、白芷、皂角、穿山甲等。

② 多选气味俱厚之品，有时甚至选用力猛有毒的药物，如生南星、生半夏、川乌、草乌、巴豆、斑蝥、附子、大戟等。

③ 补法可用血肉有情之品，如羊肉、动物内脏、鳖甲、紫河车等。

④ 选择适当溶剂调和贴敷药物或熬膏，以助达药力专、吸收快、收效速的目的。常用溶剂有水、白酒或黄酒、醋、姜汁、蜂蜜、蛋清、

凡士林等，亦可根据病情需要应用药物的浸剂作溶剂。如醋调贴敷药可起解毒、化瘀、敛疮等作用，能使猛药缓其性；酒调贴敷药则起行气、通络、消肿、止痛等作用，可让缓药激其性；水调贴敷药则意在专取药物本性；油调贴敷药可润肤生肌。

（2）穴位的选择

穴位贴敷疗法的穴位选择与针灸疗法是一致的，也是以脏腑经络学说为基础，通过辨证选取贴敷的穴位，应注意如下几点：

① 力求做到穴少而精。

② 选择离病变器官、组织最近、最直接的穴位贴敷。

③ 可选用阿是穴贴敷。

④ 选用经验穴贴敷，如吴茱萸贴敷涌泉穴治疗小儿流涎、威灵仙贴敷身柱穴治疗百日咳等。

（3）贴敷方法

根据所选穴位，采取适当体位，使药物能敷贴稳妥。贴药前，定准穴位，用温水将局部洗净，或用乙醇棉球擦净，然后敷药，也有在敷药前先在穴位上涂以助渗剂者。对于所敷之药，无论是糊剂、膏剂或捣烂的鲜品，均应将其很好地固定，以免移动或脱落，可直接用胶布固定或先将纱布或油纸覆盖其上，再用胶布固定。目前有专供穴位贴敷的特制敷料，使用固定都非常方便。如需换药，可先用消毒干棉球蘸温水、各种植物油或石蜡油轻轻揩去粘在皮肤上的药物，再擦干后敷药；如需再贴敷，应待局部皮肤基本恢复正常后再敷药。

4. 禁忌证及注意事项

（1）禁忌证

精神病、有明显皮肤外伤、皮肤溃烂、皮肤易于过敏的患者禁用此疗法。同时对于有较多毛发的穴位亦不适合行穴位贴敷。

（2）注意事项

① 穴位贴敷药物中多配有芳香走窜的药物，皮肤出现色素沉着、

潮红、微痒等属正常反应。如局部皮肤出现灼热疼痛，立即撕除。如局部皮肤出现轻度水疱属正常现象，可先观察，暂不做特殊处理，水疱溃破结痂后待自然去痂，注意预防感染；若局部反应较重者，请到医院处理。治疗当天宜温水浴。

② 穴位贴敷时间，成人 4～6 小时，儿童 1～2 小时，若局部皮肤出现痒、刺痛、起疱等反应，可提前撕除，儿童皮肤娇嫩，家长须注意孩子贴敷部位皮肤的反应，半小时观察 1 次。

③ 贴敷部位多在颈背部、腹部、腰部，衣服穿着建议宽松、深色为佳，女士建议不穿连衣裙。

④ 药物现配现用，芳香药物挥发性较强，长时间暴露于空气中容易导致有效成分丢失。高温天气易出汗，汗多时贴药易冲淡药物浓度，降低药物药效。

⑤ 应根据患者的体质，顺应天地自然气运变化来调整治疗方案，包括药物配方的选择、穴位及经络选取等。

四、临床应用体会及典型案例

1. 穴位贴敷与五行

（1）经络之五行

足少阳胆经、足厥阴肝经属木，手太阳小肠经、手少阴心经、手少阳三焦经、手厥阴心包经属火，足阳明胃经、足太阴脾经属土，手阳明大肠经、手太阴肺经属金，足太阳膀胱经、足少阴肾经属水。

（2）穴位之五行

肝俞、胆俞、阳陵泉、期门、日月等穴属木；心俞、小肠俞、关元、巨阙、膻中等穴属火；脾俞、胃俞、足三里、中脘、章门等穴属土，肺俞、大肠俞、中府、天枢、合谷等穴属金；肾俞、膀胱俞、中极、京门、太溪、三阴交等穴属水。

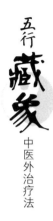

（3）体质之五行

我们把体质分为木运不及、木运太过、火运不及、火运太过、土运不及、土运太过、金运不及、金运太过、水运不及、水运太过十种。

（4）药贴之五行

温肺贴（桂枝、白芍、生姜、炙甘草、红枣等）属木，六气调神贴（黄芪、党参、柴胡、升麻、羌活等）属火，坤土建中贴（苍术、陈皮、砂仁、豆蔻、薏苡仁等）属土，保元贴（黄芪、肉桂、乌梅、杏仁、麦冬等）属金，温经贴（当归、川芎、吴茱萸、阿胶、白芍等）属水。

（5）六经之象与五行

太阳之象：脉浮，头项强痛而恶寒，恶风，发热，汗出或无汗，小便利或不利，咳或不咳，渴或不渴等，属水。

阳明之象：胃家实，大便硬，腹满痛，多汗，口干，欲饮，发热，心烦等，属金。

少阳之象：口苦，咽干，目眩，心烦，喜呕，往来寒热，胁下硬满，便溏等，属火。

太阴之象：腹满而痛，食不下，自利亦甚，时腹自痛，手足温，四肢烦疼等，属土。

少阴之象：脉微细，但欲寐，身冷，畏寒，四肢沉重，身痛或骨节疼痛，或心烦，不得卧，咽痛等，属火。

厥阴之象：消渴，气上撞心，心中疼热，饥而不欲食，四肢厥冷，脉细欲绝，下利，腹痛等，属木。

治疗原则当以五行的生克制化为基本理论依据来进行选穴用贴，调节经络气血状态和纠正脏腑功能偏颇，从而达到调理体质及防治疾病的目的。

2. 典型案例

案例1

吴某，女，56岁，于2014年12月就诊。

主诉：哮喘反复发作 30 余年。

现病史：患者于 1982 年患过敏性哮喘，经中、西医治疗效果不显，反复发作，身心俱疲，后来于 2003 年开始接受中医三伏、三九贴敷治疗，并于 2014 年到我科就诊。就诊时症见：面色㿠白，神疲气弱，汗多，畏寒，纳寐可，便溏，小便清，舌质淡红，苔薄白腻，脉弱。

诊断：中医诊断：喘证（肺脾气虚）。

西医诊断：过敏性哮喘。

治则：补脾益肺，纳气培元。

治法：针对其病情予以桂枝贴、理中贴、肾气贴分别贴肺俞、大椎、膻中、脾俞、中脘、神阙、肾俞等穴。

目前已持续治疗 10 多年，病情基本得到控制，鲜有复发，继而增强了患者接受此疗法的信心。

按：患者素体阳虚，肺气不足，因而感受寒邪而罹患过敏性哮喘，虽经长时间中、西医治疗，其体内寒邪一直未清，阳气未复，遂致疾病反复发作，迁延难愈。因三伏、三九时节是一年之中至热与至寒的时候，也是阳气最旺与阳气始生的节点，此为调节人身之阳气最佳的时候，此时治疗能起到事半功倍的效果。结合患者临床症状，其既有汗多、畏寒等太阳表证未解，又有神疲气弱、便溏、脉弱等太阴里虚寒证稽留，是典型久病伤正，脏腑虚损的病证。所以我们在大椎、肺俞、膻中穴贴桂枝贴以祛肺之宿痰，同时温肺散寒；在脾俞、中脘、神阙贴理中贴以健脾理气、祛湿和胃；在肾俞贴肾气贴以补肾气，如此则做到祛邪并扶正，先后天同补使元气得复，根基得固，病体遂安。

此案例运用了代表中医独特的时空藏象诊疗特色，体现了冬病夏治、夏病冬治理念的三伏、三九贴敷，治疗后体内肺寒得祛，阳气得复，最终使病情得到控制。

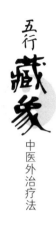

案例 2

李某，4 岁，于 2016 年 11 月就诊。

主诉：发热，咳嗽 1 天。

现病史：患儿于就诊前一天因受寒后出现发热 39℃，伴咳嗽、流清涕、少汗、微恶寒。入院症见：面色略带潮红，微恶寒，少汗，神疲乏力，食纳欠佳，舌淡红，苔薄白腻，脉浮数。

诊断：中医诊断：感冒（太阳中风）。

西医诊断：上呼吸道感染。

治则：疏风散寒解表，调和营卫。

治法：因患儿不愿服用中药，遂予以桂枝贴（选穴为肺俞、中府、大椎、曲池、中脘、神阙、涌泉）行穴位贴敷治疗，1 日后热退身凉，病安。

按：患者因感受寒邪而导致皮肤腠理闭塞，寒郁而发热，并有微恶寒、少汗，因寒邪袭肺而咳嗽，为太阳表证不解，开机不利所致。予以桂枝贴贴敷肺之背俞穴肺俞及肺之募穴中府，俞募配穴，以温肺散寒、化痰止咳；以桂枝贴贴敷督脉与手三阳经之交会穴大椎、手阳明大肠经之合穴曲池、足少阴肾经之井穴涌泉来解表、散寒、退热，贴胃之募穴中脘穴及人体与外界交通的先天门户神阙穴以温中、化饮、健脾，各个穴位相互配合，起到退热，止咳，健脾之功效，继而病退人安。

此案例为穴位贴敷疗法治疗急性外感病证的代表案例，正如一句中医俗语所言"治外感如将，兵贵神速"，选择合适的药贴贴至最敏感的穴位方能取得速效，此乃经方穴位贴敷治疗的优势所在。

案例 3

陆某，女，1971 年 9 月 29 日出生，于 2016 年 11 月 29 日就诊。

主诉：疲乏无力半年余。

现病史：患者于半年前开始出现疲乏无力，追问其诱因可能为长期因工作而熬夜，加之精神压力大，饮食不规律等。入院症见：神疲乏力，食纳欠佳，食后易胃胀，寐差，多梦易醒，注意力不集中，记忆力减退，情绪低落，略显抑郁，对日常生活中的事物缺乏兴趣，无明显口干、口苦，尿急，尿少，大便正常，舌质淡暗红，苔薄白腻，脉沉微。

诊断：中医诊断：虚劳（肺肾两虚，脾气虚弱）。

西医诊断：慢性疲劳综合征。

治则：健脾益气，补益肝肾。

诊疗经过：就诊时首先予以患者体质分析，五行十态体质判别为水运不及体质。结合其体质及当下临床表现，采取的处理方式为，用黄芪建中贴合温经贴（所选穴位为：肺俞、膈俞、肝俞、脾俞、肾俞、中脘、神阙等）治疗，15天后症状改善。

按：患者1971年9月29日出生，在辛亥年五之气出生，生时大运为水运不及，厥阴风木司天，少阳相火在泉，主气为阳明燥金，客气为太阴湿土。综合分析其五运六气格局大势为水运不及，再结合患者的临床表现，判定其体质为水运不及体质。恰逢就诊时间为丙申年（2016年）终之气，水运偏旺，可补其先天水不足之体，即得天之助，再配合属土的黄芪建中贴脾之背俞穴脾俞、胃之募穴中脘、肺之背俞穴肺俞以补脾肺之气，以及属水的温经贴贴血会膈俞、肝之背俞穴肝俞、肾之背俞穴肾俞以资养各脏之阴精，如此搭配则相得益彰，效果显著。

此案例从患者体质入手进行中医干预，运用"五行十态"体质辨识体系审视患者病情，从而选择合适的穴位贴敷方法以达到较好的疗效，是藏象、五行文化在中医临床当中的完美实践。

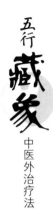

参考文献

[1]周忠明，陈磐华.金水六君煎联合穴位敷贴治疗慢性支气管炎的机制研究[J].海南医学院学报，2017，23（3）：331-334.

[2]邹君君，朱莹，王璇等.溃结宁膏穴位敷贴预处理对脾肾阳虚型溃疡性结肠炎大鼠肠黏膜的保护作用及机制研究[J].中医药导报，2017，23（1）：23-25.

[3]苏玲，徐磊.分型穴位贴敷法治疗慢性支气管炎、支气管哮喘研究[J].江苏中医，1999，20（7）：36-37.

[4]张伟，连爱霞，王松.柴胡疏肝散穴位敷贴佐治老年不稳定型心绞痛（气滞心胸证）的疗效观察[J].中西医结合心脑血管病杂志，2017，15（2）：208-210.

[5]周胜利，李京，童佳兵，等.中药穴位敷贴对COPD稳定期肺肾气虚证肺功能及生活质量影响[J].辽宁中医药大学学报，2016，18（12）：84-86.

[6]王美华，李燕.穴位敷贴结合大黄贴敷治疗下肢骨折患者便秘的效果观察[J].临床医学研究与实践，2016，1（20）：133-134.

[7]蒋朱秀，郑小伟，江劲，等.金匮肾气丸联合穴位敷贴对支气管哮喘临床缓解期肾阳虚证患者免疫功能的影响[J].中医杂志，2016，57（11）：938-940.

[8]徐洪洁.不同病证穴位贴敷疗效的影响因素探究[J].中国中医基础医学杂志，2016，22（7）：965-967.

第十三章　导引五禽戏

一、概念阐释

导引五禽戏是通过主动的肢体活动以模仿虎、鹿、熊、猿、鸟五禽之象，与呼吸吐纳和意念调节相结合，以达到"以象补藏"目的，其具有导气令和，引体令柔的作用。

二、理论渊源及历代演变

关于导引的概念，历代医家认识稍有不同。隋代杨上善在《黄帝内经太素》中阐述了导引的具体方法和作用，谓："导引，谓熊颈鸟伸五禽戏等。近愈痿躄万病，远取长生久视也。"唐代王冰注解《素问·异法方宜论》时，重点强调导引的肢体关节运动的特点："导引，谓摇筋骨，动肢节。"也有将导引和按摩对比来论述，如唐代慧琳《一切经音义》云："凡人自摩自捏，伸缩手足，除劳去烦，名为导引。若使别人握搦身体，或摩或捏，即名按摩也。"

"导引按跷，亦从中央出也"，导引与东方之砭石、西方之毒药、北方之灸焫及南方之九针是《黄帝内经》中并举的五大治疗方法。《灵枢·官能》云："缓节柔筋而心和调者，可使导引行气。"意为导引时须心静方可柔筋而体松，体松而能使心者愈静。

《灵枢·病传》云："余受九针于夫子，而私览于诸方，或有导引行气、乔摩、灸熨、刺焫、饮药之一者，可独守耶？将尽行之乎？岐伯曰：诸方者，众人之方也，非一人之所尽行也。"导引可单独使用或与其他治疗方法合用，以平衡阴阳、调和气血、疏通经络，共奏防病治病之功。

五禽戏的雏形产生于生活和生产实践中，先民在长期生活生产实践中，远取诸物，近取诸身，取法自然，模仿生物，形象取义，逐渐形成了一种独特的健身养生方法。

据史料记载，古时中原大地江河泛滥，湿气弥漫，不少人有关节不利的症状，为此古人"乃制为舞""以利导之"。"利导"即驱邪外出，这种具有"利导"作用的"舞"正是远古中华导引的一种萌芽。据考察，"舞"是模仿飞禽走兽的动作及神态，以达到强身健体的作用，五禽戏由此而起源。

东汉名医华佗遵循"道法自然"及"天人合一"的理念，编创出流传至今的仿生导引，《三国志·华佗传》记载："吾有一术，名曰五禽之戏：一曰虎，二曰鹿，三曰熊，四曰猿，五曰鸟。亦以除疾，并利蹄足，以当导引。"华佗弟子吴普坚持练习五禽戏，到了九十岁时，仍旧耳聪目明，牙齿完好而坚固，可见导引五禽戏具有"治未病"的养生摄生作用。

南北朝时范晔在《后汉书·华佗传》中的记载与此基本相同。这些史书记载了华佗编创五禽戏确有其事，遗憾的是仅有以上文字，未及其他，动作更无从考证。

南北朝时名医陶弘景所著的《养性延命录》最早用文字描述了五禽戏的具体动作。明代周履靖的《夷门广牍·赤凤髓》、清代曹无极的《万寿仙书·导引》和席锡蕃的《五禽舞功法图说》等著作中，都以图文并茂的形式，比较详细地描述了五禽戏的习练方法。

根据《三国志·华佗传》的记载，五禽戏的动作编排顺序为虎、鹿、熊、猿、鸟，动作简便易学，数量沿用了陶弘景《养性延命录》

的描述，整套 10 个动作，每戏 2 动，体现了形、神、意、气的合一。

本书基于中医基础理论、五禽的秉性特点，在古代文献及国家体育总局编创的"健身气功·五禽戏"的基础上，运用"取象比类法"及"推演络绎法"，将虎、鹿、熊、猿、鸟的五行之象属性进行推演归纳，动作仿效虎之威猛、鹿之安舒、熊之沉稳、猿之灵巧、鸟之轻捷，力求蕴含"五禽"的神韵，形神兼备，意气相随，内外合一。

三、现代研究进展与运用

导引是调身、调心、调息的合一。导引五禽戏之调身可拉伸韧带、肌肉，改善机体骨代谢。五禽戏为一种负荷刺激，对骨代谢产生重要影响，通过长期的锻炼，可以在一定程度上促进骨质疏松症患者的骨形成，抑制骨吸收并且能改善骨质疏松症患者的骨代谢水平，缓解骨质疏松性腰背痛。力学测试结果分析显示，五禽戏使腰腹肌群肌力得到明显增强，使腰椎稳定性得到提高，改变脊柱的生物力学功能和椎间关节的排列。

导引五禽戏可调心以聚敛精、气、神，使机体调整到阴阳相对平衡的状态，可改善皮质下自主神经系统的功能，平衡交感神经和副交感神经，改善焦虑、抑郁、睡眠障碍，使紧张情绪得以缓解，对人的心理具有积极影响。五禽戏动作以腰为主轴和枢纽，带动上、下肢向各个方向运动，从而使胃肠蠕动改善，消化功能得到提高。通过调心改善消化功能，这可能与现代医学肠脑理论相关，为"中医藏象""五脏藏神"及中医治则的研究开拓了新思路。

导引五禽戏之调息可改善内脏血液循环，提升肺活量。肺主气司呼吸，肺朝百脉，五禽戏形之外动经脉松紧牵伸，息之内动呼吸律动配合，调节五脏气机。五禽戏能调节免疫功能，研究表明五禽戏之鸟戏能改善 COPD 患者 T 淋巴细胞亚群 CD3+、CD4+ 水平及血清免疫球蛋

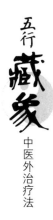

白 IgM、IgG 水平，比单纯吸入的基础治疗更具有优势。

调身、调心、调息三调合一，使形神意气整体相合，周身气血畅达。练习五禽戏时，只有注重三调合一，基于五行藏象，才能将外动与内动相结合，进一步发挥五禽戏在中医临床中的治未病作用。

五禽戏三调合一，与五行相应，练"五戏"，强五脏，五脏相生，生生不息。动作仿生、匀和，适宜导引，借势练逆腹式呼吸与息相呼吸调控，可谓强五脏，体呼吸，能够疏通经络，培补内气，调和气血，平衡阴阳。对于健康人群，为无病先防，对于患者乃既病防变而治未病。

四、五行藏象疗法之导引五禽戏

本书应用五行"象"属性、五行互藏理论及经络藏象理论对五禽戏中五戏进行抽象概括和分类。导引五禽戏，木之虎戏，水之鹿戏，土之熊戏，火之猿戏，金之鸟戏。

1. 木象之虎戏：柔肝强筋

木曰曲直，有生长升发、舒畅调达之性，肝为罢极之本，喜条达而恶抑郁。

（1）虎举

撑掌心向下，十指内扣成虎爪，旋臂握拳，上提至胸前，此为紧；拳变为自然掌，掌心向上而上举，此为紧而后松；双目上视掌背，力达掌根，十趾抓地，此为松中有紧。十指内扣成虎爪，旋臂握拳，下拉至胸前，此为紧；拳变为自然掌，掌心向下而下按，此为紧中有松。

经络藏象释义：虎之威猛，肝为罢极之本。虎戏掌形为爪，肝者，其华在爪；肝变动为握，虎举旋臂握拳，意在握。

（2）虎扑

两手微握空拳置于身侧，双膝屈曲，伸膝顶髋，两空拳沿身侧上提至颞侧上方，伸肘平腕，舒指分掌变虎爪，十趾抓地，伸腰拔背，屈髋伸腰，虎爪下扑。双膝屈曲，虎爪变空拳，伸膝顶髋，两空拳沿身侧上提至颞侧上方，伸肘平腕，舒指分掌成虎爪，十趾抓地，伸腰拔背，重心右（左）移，提左（右）膝，迈左（右）步，两虎爪下扑，怒目前视。

经络藏象释义：肝者，在窍为目，虎扑瞪目怒目前视；两拳空握，起于两侧腓骨小头前下端凹陷处，意守筋会之阳陵泉，循行身侧足少阳胆经上行耳前至目锐眦后，意为木之生发之象。

2. 水象之鹿戏：益肾调督

水曰润下，水性滋润、下行闭藏，肾藏精、主水之功。

（1）鹿抵

两手空拳，摆臂向右，迈左弓步向前，空拳变鹿角，拧腰摆臂，左肘抵于左侧肾腰部，右肩后展，低头下视右足跟。转腰往回，重心移步向右，空拳摆臂立圆，撤步直立。

经络藏象释义：鹿之安舒，肾在地为水。肾足少阴之脉，贯脊，鹿抵转腰下视，旋拧脊柱，肘抵按肾俞穴。

（2）鹿奔

两手空拳，提膝蹬腿，落步前移重心成左弓步，摆臂先前，伸肘扣腕，重心后移，旋臂向内，空拳成鹿角，屈腰低头下视。伸腰竖项，前移重心成左弓步，旋臂向外，鹿角变空拳；移重心向右后，撤步两臂垂落。左右式动作相同，左右方向相反，亦然。

经络藏象释义：提膝蹬腿及提踵落步，意守足跟之全息肾；重心后移，以督脉命门穴为引领，益肾温阳。

3. 土象之熊戏：健脾和胃

土爱稼穑，土性敦厚，承载受纳，生化万物，脾居中焦，生化气血。

（1）熊运

屈腰向前，熊掌置脐下，沉肩垂肘，低头下视；屈腰向左，抬耸右肩，熊掌置于脐之左；伸腰向后，抬耸双肩，熊掌于脐之上，双目平视；屈腰向右，抬耸左肩，熊掌置于脐之右；屈腰向前，熊掌置脐下，沉肩垂肘，低头下视，此为逆时针方向。顺时针动作相同，左右方向相反，亦然。

经络藏象释义：熊之沉稳，中土为脾。神阙，即神之所舍，熊运以神阙为中，以神阙为重，两熊掌摩运中焦，循行导引脐之上中脘，脐之侧天枢、大横，脐之下关元。

（2）熊晃

上提左髋，迈左步向前，重心前移成左弓步，转腰向左，重心后移，交替前后摆两臂；转腰向右，重心前移回左弓步，左肩前靠；重心前移，右脚并于左步。左右式动作相同，左右方向相反，亦然。

经络藏象释义：熊晃振足，意守内侧之足太阴脾经及外侧足阳明胃经，涤荡脾胃两经气血使之调和畅达；转腰摆臂，旋拧摩运中焦脾胃。

4.火象之猿戏：调摄心神

火曰炎上，趋于上行，温热光明，心主血脉。

（1）猿提

撑掌向下，旋臂向外，和指成猿勾，提腕提踵，耸肩夹肘，双目平视，眨眼瞬目；转头向左，眨眼瞬目，转头向前，还原平视，舒指分掌，按掌向下，沉肩落步。左右式动作相同，左右方向相反，亦然。

经络藏象释义："膻中者，心主之宫城也"，藏头缩项向下、提踵提肛向上，两猿勾上提至膻中，四向方位向内、向中和合，自我挤按上焦之心，火象之为猿戏，火中之火为猿提。

（2）猿摘

左丁步，按右掌，左猿勾置于腰侧，撤步向左后，右掌立圆划弧，转腰蹬腿向左后，此为"顾"；屈右肘右膝成右丁步，为"盼"；按右掌，迈步向右前，右臂平圆划弧，左猿勾舒指外旋，立圆划弧，转腰蹬腿向右前，两掌成猿勾，此为"摘果"；左握固，屈肘置于身左侧，右掌平托其下，屈膝成右丁步，左拳握固变为撑掌，力达掌根。

经络藏象释义：火曰炎上，"炎"，活泼光明之义；"上"，是向上升延。猿摘主要意守心包经劳宫穴："顾"时双目视劳宫，"盼"时劳宫照太阳穴；上步时上臂平圆划弧，意守臂内后廉手少阴心经；猿勾"摘果"，两掌心内合，亦在劳宫。

《婴儿经络图》五指分属五脏，中指属心、食指属肝、拇指属脾、无名指属肺、小指属肾。握固，将拇指抵于无名指根部，意为"补土生金"。

5. 金象之鸟戏：补益肺气

金曰从革，金性清肃，收敛沉降。

（1）鸟伸

两膝屈蹲，松腰裹臀，鸟翅相叠于中焦之前，为"合"；中正直立，尾闾后翘，两掌上举至头部上方，为"升"。掌心向下，指尖朝前，提肩缩项，挺胸塌腰，双目下视。两掌下按，为"降"；分掌提左（右）膝，两肩后展，两臂分张，为"开"。

（2）鸟飞

两膝屈蹲，鸟翅指尖相对，为"合"；左膝上提，脚尖朝下，上臂展翅侧举，与肩相平，为"开"。左脚落步，鸟翅相合，上提提左膝，两臂循立圆侧举，掌背相对。右式动作与左式动作相同，仅左右方向相反，亦然。

鸟戏调息释义：鸟戏属金，在脏为肺。"天气通于肺"，肺主呼吸之气、一身之气，鸟戏动作"开""升"时吸气，"合""降"时呼气。一呼一吸为一息，匀、细、深、长为宜。

经络藏象释义：升、降、开、合，即气机的四种运动状态。

五、导引五禽戏的功效作用

1. 养护脊柱

五禽戏主要通过"顺生理，反生理"的运动，对脊柱进行颈段、胸段、腰段及脊柱整体的主动运动。患者通过主动运动，安全适度、循序渐进地对脊柱进行多维度、大范围的运动，提高自主能动性，坚持脊柱锻炼。五禽戏每一戏脊柱运动分述如下：

虎举：仰额抬颏，双目上视，颈椎后伸；低头下视，颈椎前屈。

虎扑：伸膝顶髋，拔背后伸腰椎，由下至上逐节梳理脊柱；虎爪分张，屈腰向前，缓慢下扑。

鹿抵：转腰下视，腰椎及颈椎水平位逐节缓慢自主地旋转至安全范围内。鹿奔：重心后移，命门穴为引领，低头下视两足，屈腰屈颈向前；重心前移，脊柱缓慢自然还原生理曲度。

熊运：腰椎前屈、后伸、侧屈，带动两熊掌摩运中焦。熊晃：提髋落步微振足及脊柱；腰椎水平旋转，带动两臂侧摆。

猿提：颈椎水平侧向旋转；两肘内合，对胸腔安全适度挤压，刺激肩胛间区，调治胸椎。猿摘：屈腰屈蹲，转腰旋颈。

鸟伸：双膝屈蹲，低头含胸塌腰，脊柱呈"C"形；伸膝肩后展，仰头挺胸，伸腰尾闾后翘，脊柱呈反向"C"形。鸟飞：鸟翅外开，百会上领，自主纵向牵引脊柱向上。

2. 疏通经络

"内属于腑脏，外络于肢节"，经络是运行气血、联系脏腑和体表及全身各部的通道。经络是人体气血运行的通道，气血如流水周流其中。五禽戏以动式动作牵伸经络，以静式内动意守穴位；动为阳，静为阴来调节人体阴阳，以达到"流水不腐，户枢不蠹"之目的，以平衡阴阳，详见每式动作经络藏象释义。

3. 舒畅情志

五禽戏之"戏"，即嬉戏、游戏之意。通过模仿五种动物的自然本性，虎之威猛，鹿之安舒，熊之沉稳，猿之灵巧，鸟之轻捷，形、神、意、气相结合，人们回归自然纯粹本性。心静方可体松，体松而能心静，形神合一。

六、导引五禽戏适应证、禁忌证及注意事项

1. 适应证

（1）脊柱相关疾病：颈椎病、腰椎病、肩周炎及膝关节病等。

（2）功能失调性疾病：功能性胃肠病（胃食管反流、功能性消化不良、肠易激综合征、功能性便秘）、慢性胃肠炎、睡眠障碍等。

（3）综合征类疾病：慢性疲劳综合征、更年期综合征、全身慢性疼痛、肥胖综合征、产后腰腿痛综合征等。

（4）呼吸系统疾病：上呼吸道感染、慢性支气管炎、支气管哮喘等。

（5）妇科疾病：月经失调、痛经、慢性盆腔炎、附件炎等。

（6）自身免疫性疾病：类风湿关节炎等。

2. 禁忌证

（1）严重颈椎病、重度骨质疏松症或骨折者。

（2）严重心率失常或冠心病者。

（3）有精神疾病史者。

3. 注意事项

（1）生理反应：练习后局部肌肉酸胀痛。

（2）练习后，以"沾濡汗出"为标准，忌汗出当风。

（3）忌在雷雨交加天气时练习。

（4）导引初期，自然呼吸为宜。后期可在专业医师指导下，进行

腹式呼吸训练。

七、典型案例

案例 1

莫某，女，48 岁。

主诉：产后漏尿 5 年余。

现病史：患者 5 年前产后出现漏尿，咳嗽、喷嚏时尤甚，郁郁不乐，情志不舒，嗳气后可缓解；肩颈部僵痛不适，易疲劳困倦，发白面焦，纳寐差。舌淡尖红，苔厚，脉沉弦。

经络诊察：肾俞、膻中压痛（++）；天柱、太冲、命门压痛（+）。

诊断：中医诊断：①漏尿；②郁病。

　　　　西医诊断：①压力性尿失禁；②焦虑抑郁状态。

中医病机提示：肾气不固，肝气郁滞。

治疗原则：补益肾气，舒肝行滞。

导引处方：水象之鹿抵，木象之虎扑，火中之火猿提。

导引时间：每日午后申、酉时足太阳膀胱经、足少阴肾经流注之时导引，日 3 次。

处方方义：患者经产亏耗，肾气不固则漏尿，肾主水、主纳气，鹿抵为水之象，回望下视，命门开合；"腰为肾之府"，足少阴肾经"贯脊属肾，络膀胱"，转腰旋脊，通利足少阴肾之经气。肝气郁滞，气机失畅，则郁郁不乐、嗳气频频，虎扑为木之象，屈膝上提，两手握空拳循行导引足少阳胆经，使肝气生发条达；肝开窍于目，虎扑怒目，双目聚精前视，以理气疏肝。心为五脏六腑之大主，火中之火猿提，百会上领，提踵提肛（缩阴提肛，锻炼盆底肌群），意在升提气血。

案例 2

王某，男，48 岁。

主诉：胃脘部胀痛不适 5 月余。

现病史：患者 5 个月前出现胃脘部胀痛不适，食生冷硬物后加重，畏寒怕风，动而汗出后加重，腰膝酸软，困倦乏力，纳呆寐差，小便长，便溏。舌淡胖，苔稍厚，脉沉细。

经络诊察：肾俞、脾俞压痛（＋）；中脘、天枢、大横压痛（＋）。

诊断：中医诊断：①胃痞；②虚劳。

西医诊断：①慢性胃炎；②慢性疲劳综合征。

中医病机提示：脾肾阳虚。

治疗原则：健脾益气，温肾固阳。

导引处方：土之象熊运，水之象鹿戏。

导引时间：辰、巳时，日 3 次。每日早晨辰、巳时足阳明胃经、足太阴脾经流注之时导引。

处方方义：患者脾阳不足则困倦乏力，胃脘部胀痛，遇冷加重；脾失健运，则纳呆便溏，熊运两掌摩运导引中焦脾土，循经天枢、中脘、天枢、大横、气海、关元穴组，以温运脾阳。肾阳不足，则腰膝酸软，小便长，鹿戏之鹿抵，意在转腰命门之开合，两肘尖分别点按肾俞；鹿戏之鹿奔，重心后移，命门后引，低头下视，牵伸颈、胸、腰段膀胱经，以强腰固肾。

案例 3

韦某，男，36 岁。

主诉：紧张焦虑、疲劳困倦 5 月余。

现病史：患者 5 个月前出现紧张焦虑、疲劳困倦感，休息后稍可缓解，运动后加重，出汗量少，善太息，偶有注意力不集中、健忘，纳一般，寐差，小便可，便溏。舌淡尖红，苔厚，脉弦细。

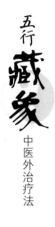

经络诊察：膻中、风池、腰夹脊穴压痛（++ ～ ++++）；中脘、气海、天枢压痛（++）。

诊断：中医诊断：①虚劳；②腰痛。

　　　西医诊断：①慢性疲劳综合征；②腰椎退行性变。

中医病机提示：肝郁脾虚。

治疗原则：健脾疏肝解郁。

导引处方：木之象虎举，火之象猿摘。

导引时间：每日早晨辰、巳时足阳明胃经、足太阴脾经流注之时导引，日3次。

处方方义：患者紧张焦虑日久则气机不畅，故见出汗量少，善太息；木郁土壅，肝郁乘脾，故见疲劳困倦；虎举握拳上举调畅肝木气机，张弛有度，松紧适宜。脾胃气机运化不利，心神失养，心神不宁，则见注意力不集中、健忘及寐差，猿摘与心相应以调神，凝神聚气，动中求静，静以养心。

参考文献

[1]张文生，张丽慧.中风偏瘫中医康复原则探讨[J].中国康复医学杂志，2001，16（3）：182-183.

[2]邢若星.偏瘫康复中导引术式的古代文献研究[D].北京：北京中医药大学，2007.

[3]彭越，邢若星，徐文艳，等.中医导引术疗法对恢复期脑卒中患者功能恢复的影响[J].中国康复医学杂志，2008，23（5）：443-444.

[4]王敬浩.华佗五禽戏文化蕴含溯源[M]//国家体育总局健身气功管理中心.健身气功知识荟萃.北京：人民体育出版社，2014.

[5]国家体育总局健身气功管理中心.健身气功社会体育指导员培训教材[M].北京：人民体育出版社，2007.

[6]孙艳玲.中医导引术可改善心肺功能[N].中国中医药报，2017-09-

27（003）.

[7] 沈茂荣 . 华佗五禽戏锻炼对老年性骨质疏松患者骨代谢的影响 [J]. 中华中医药杂志，2014，29（3）：895-897.

[8] 方磊，严隽陶，曹彦俊 . 五禽戏对中老年慢性非特异性下背痛患者腰腹核心肌群力学性能及疼痛影响的临床研究 [J]. 上海中医药杂志，2015，49（9）：49-53.

[9] 陈瑞玲，陈俊红，高爱民 . 新编五禽戏调治亚健康的优势探讨 [J]. 河北中医，2009，31（7）：1012-1013.

[10] 付广建，黄世钧，唐传勤 . 五禽戏功法对戒毒人员情志的影响 [J]. 安徽中医药大学学报，2016，35（5）：26-28.

[11] 李兆伟，周丽娟 . 健身气功·五禽戏对血脂异常患者干预作用的研究 [J]. 广州体育学院学报，2009，29（4）：97-99.

[12] 臧敏，蔡岗丽，林文波 . 五禽戏鸟戏联合简易呼吸操对慢性阻塞性肺疾病患者生活质量及免疫功能的影响 [J]. 广州中医药大学学报，2017，34（6）：819-823.

第十四章　五音疗法

一、概念阐释

五音疗法是以中医传统理论为基础，运用宫、商、角、徵、羽五种不同音调的乐曲防治疾病的一种方法。

《说文解字》云："音者，声也。生于心，有节于外，谓之音。宫商角徵羽，声；丝竹金石匏土革木，音也。"又云："乐，五声八音总名。"乐（樂）、药（藥）、疗（療）在古代文字中属同源。故乐者，药也，具备疗疾治病之能。五音疗法来源于中医阴阳五行学说，世间万千事物不离阴阳五行。五音疗法需在辨证论治的基础上实施。音乐为中和之气，五音疗法应属于治疗八法中的"和"法。五音治疗的基础来自于音乐与情感、脏腑的共鸣等机理。音乐治疗也像用药一样有法可依，曲子本身也与中药一样有自身的升降沉浮属性，在选取曲子和组合曲目时应也有君臣佐使。

二、理论渊源及历代演变

中国的音乐、音律源远流长。原始时期，由于当时人类对无影无踪的声音不了解，为巫师用乐舞治疗疾病增添了魔力色彩。江苏吴江梅堰和浙江余姚河姆渡出土的骨哨，距今约有七千年的历史，随后出土的埙等乐器，都昭然若揭地展示音乐在历史长河中非凡的意义。我国早期音乐多用于祭祀、娱神灵、省风、宣气，而"宣气"是指在阴阳阻滞、不能通畅运行的时候，音乐可起到宣导、疏通的作用，非常切合中医学养生保健的观点。

《吕氏春秋·仲夏记》古乐篇开宗明义指出："乐所由来者尚也。"说明音乐的起源可以追溯到远古时代。《世本》云："庖牺氏作五十弦。"即在伏羲氏时期，已经有了五十弦的瑟。律吕是古代汉族乐律的统称，可分为阳律和阴律，是有一定音高标准和相应名称的中国音律体系。《释名疏证补》释律吕："律，率也，所以率气令生也。亦言述也，述气者也。吕，旅也，旅阳宣气也。六律为阳，六吕为阴，凡十有二。阳足以包阴，则单言六律。阳足以统阴，则吕亦称律，总言十二律。"律吕分六阳律和六阴吕，统称十二律。古代圣贤制律的过程，显现着他们对音乐的理解，以及对人，对自然，以至于对整个宇宙的感悟、体察和认识。更说明了音律与天地之道的律是相通的，音律之动必然能与自然万物相感通而产生共鸣，因此音乐作为一种"律"的载体及艺术表现形式必然会深深地影响着人们的方方面面。

春秋战国时期，对音乐治疗疾病有了进一步的认识，音乐疗法体系初步形成。秦国著名医家医和对音乐与身心健康疾病的关系有过精辟的论述，在《春秋左传·昭公元年医和论乐》可找到相关的记载，"中声以降，五降之后，不容弹矣。于是有烦手淫声，慆堙心耳，乃忘平和，君子弗听也。物亦如之，至于烦，乃舍也已，无以生疾。君子之近琴瑟，以仪节也，非以慆心也。天有六气，降生五味，发为五色，征为五声，淫生六疾"，提出不同的音乐对身心的利害不同。《黄帝内经》提出了宫、商、角、徵、羽五音与脾、肺、肝、心、肾五脏的对应关系，这一学说奠定了中国古代五音疗法的核心理论框架。

两汉到明清时期，是音乐疗法的发展阶段，对音乐疗法的认识更深刻，运用上更为广泛，理论上日臻完善，形式上不断丰富。《史记·律书》记载："王者制事立法，物度轨则，一禀于六律，六律为万事根本焉。""武王伐纣，吹律听声，推孟春以至于季冬，杀气相并，而音尚宫。"此时已经深刻地认识到音律与自然之道的联系，并熟练运用于律法、制定国策、判定战事吉凶。故而有"望敌知吉凶，闻声效胜负"之传奇。《乐记》也主张使音乐与治理朝政、端正社会风气、礼治、伦理教育等相配合，为统治者的文治武功服务。《七发》记载，吴客运用音乐、游宴、田猎、饮食、乘车、观涛等六件事的乐趣，一步步诱导太子改变贪欲过度，享乐无时的生活方式，是将音乐用于修身的典型。《礼记·月令》将十二律与十二月对应："孟春之月……律中太簇……仲春之月……律中夹钟……季冬之月……律中大吕……"说明音律还运用于历法当中。魏晋阮籍在《乐论》中提到："天下无乐，而欲阴阳调和、灾害不生，亦已难矣。乐者，使人精神平和，衰气不入。"说明音乐可以和阴阳、调精神、善民心、移风俗。元代医家朱震享指出"乐者，亦为药也"。清代张潮的《虞初新志》中有音乐治疗疾病的翔实记录，里面写道："某患目疾，予授以吹箫而愈。某患齿疾病，予授以吹箫而愈，所治愈者非一人矣。"这些都是将音乐运用于医学的佐证。

综上所述，我国远古时期的音乐主要以图腾、巫术及歌舞的艺术活动形式影响人们的活动。随着人们对音乐不断深入了解，音乐被运用于政治、礼教、社会、历法、医学等领域。历代文献中均有诸多关于音乐调节身心及治疗疾病的相关记载，为现代各种音乐治疗提供了依据。

三、现代研究进展与运用

现代涌现了许多关于五音疗法的研究与探讨，近几年尤为突出。但大部分五音疗法是基于其他疗法的基础上进行某方面疾病的研究，只是作为一种辅助治疗手段。由于诸多原因，五音疗法目前还没有形成系统的体系，没有被广泛地运用于临床。现代五音治疗学者致力于求证其明确的临床疗效，许多研究表明：五音疗法不仅能在心理疾病治疗上取得良好的疗效，而且在一些器质性疾病的治疗上也可以取得较好的疗效。

1. 五音疗法与精神疾病及情绪障碍

精神疾病指的是严重的心理障碍，患者因认知、情感及意志等心理活动异常持续出现而导致不能正常生活、学习和工作；并且在病态心理的支配下具有自杀或攻击、伤害他人的行为。精神疾病患者治疗周期长，需长期服药甚至住院治疗，经济负担重且疗效有限，易出现自主神经及锥体外系不良反应。音乐可以通过刺激下丘脑、脑干网状结构及边缘系统，调节左右大脑半球，进而改善大脑皮层功能及患者情绪。孙宁霞研究发现，较单纯口服利培酮，五音疗法联合药物治疗慢性精神分裂症，能有效改善患者精神病症状、全身状况，增强患者社会适应能力，安全有效，对于减轻家庭、社会负担，稳定病情具有积极意义。另有研究亦发现，五行音乐疗法可以提高患者依从性，改善心理状态，提升治疗信心，与药物联用可以增强康复效果，提高生活质量，降低复发率。

2. 五音疗法与躯体疾病伴发情绪障碍

脑卒中发病率呈现逐年上升的趋势，脑卒中患者大多会存在躯体、语言及认知功能等障碍且常常伴发情感障碍，其中以脑卒中后抑郁（PSD）最为常见，PSD发病率较高，此类情绪障碍会进一步影响患者后续治疗及康复训练的依从性，使患者病情进入恶性循环。五音疗法是系统地应用音乐的特性，通过音乐的特质对人体的影响，协助个人在对疾病或残障的治疗过程中达到生理、心理、情绪的整合。音乐干预可以抗抑郁、焦虑、舒缓心理压力，从而减轻由于精神紧张造成的肌肉痉挛，有利于肢体功能的恢复。有研究显示，五行音乐疗法结合针刺、穴位注射及中药汤剂均能有效改善脑卒中后患者焦虑及抑郁情绪，提高患者治疗依从性及生活质量。

恶性肿瘤是现代医学的难题，其发病率逐年上升，严重威胁国人健康及生命，给患者及家庭带来无限的痛苦。目前，恶性肿瘤的主要治疗方法仍是手术及放化疗，不良反应多、预后较差，患者易出现焦虑、抑郁等情绪障碍，严重影响患者生活质量。蔡光蓉等采用"辨证施乐"配合中药及化疗治疗116例肿瘤患者，结果显示，五行音乐疗法能够有效调节肿瘤患者情绪，改善临床症状，促进新陈代谢，增强免疫功能，提高生活质量。

此外，内科疾病也常常伴发情绪障碍，焦虑抑郁的情绪不利于患者病情的恢复。五音疗法对情绪具有良好的疏导作用，联合五音疗法治疗内科疾病具有协同作用。张云波等运用指针五音疗法治疗功能性消化不良伴焦虑抑郁症患者疗效突出，无不良反应，患者依从性强，简便易行。丛明慧的研究发现中医五行音乐疗法能够宣导情志，缓解肺心病患者的焦虑、抑郁等负性情绪，有利于病情康复及生存质量的改善，对于肺心病具有辅助治疗作用。

3. 五音疗法与亚健康及睡眠障碍

音乐能缓解患者的应激状态，调节负性情绪，增强机体免疫力，从而改善身体健康状况。研究表明，音乐可以改变唾液中免疫球蛋白A的浓度，进而影响机体免疫系统功能，并且具有改变或调节自主神经系统机能活动的作用。张秀玲等研究发现，五行音乐能够改善特种人群亚健康的多数症状，是能对特种人群亚健康进行干预的有效方法之一。董博等研究发现中医五音疗法较常规睡眠健康教育及每晚睡前口服地西泮或阿普唑仑治疗，可明显改善老年人睡眠障碍。

4.五音疗法与疼痛

近些年来，科学家们发现音乐通过下丘脑—垂体—肾上腺轴影响自主神经系统，进而调节机体的神经系统、心血管系统及免疫系统等的功能，实现体内平衡。和谐的音乐能转移人的注意力，减轻患者紧张、焦虑、恐惧等心理状态，从而调节内分泌、呼吸、循环系统的生理功能，使患者精神放松、情绪稳定，暂时忘记不适和痛苦。临床上，音乐镇痛疗法常与其他疗法配合使用，具有安全性高、操作简便及治疗费用低等优势，在不需要药物治疗或在药物治疗收效甚微的情况下尤显其长处。王喆等在针灸拔罐配合音乐疗法治疗原发性痛经的研究中表明音乐疗法能有效帮助减轻或者缓解患者经期内的痛经症状，并且有比较可靠的远期疗效。周洁等的研究显示五行音乐疗法能够有效减轻全麻术后患者疼痛，减轻焦虑、抑郁等负性情绪，提高患者的满意度。

总之，五音疗法是在中国传统文化体系理论指导下，通过辨证与音乐治疗可以改善精神障碍症状、多种躯体疾病伴发情绪障碍、亚健康状态、睡眠障碍及辅助镇痛，其应用潜力很大。

四、五音疗法功效

《乐书·第一》云："乐者所以动荡血脉通流精神而和正其心……宫动脾而和正圣，商动肺而和正义，角动肝而和正仁，徵动心而和正礼，羽动肾而和正智。"音乐疗法在治疗上有着得天独厚的形神兼调的作用，一可通流精神，音乐的情感可以划分五行阴阳同人的感情共鸣；二可动荡血脉，音乐的声音可以划分二十五音，而与人之经络产生共鸣；三可调和阴阳，五音之五行阴阳十态，对应人体五脏六腑，补其

235

不足泻其有余，使人达到阴平阳秘，精神内守，经气通畅的健康状态。

五、五音疗法的适应证、禁忌证及注意事项

1. 适应证

（1）精神类疾病，如抑郁症、焦虑症、精神分裂、孤独症等。

（2）神经系统疾病，如帕金森病、阿尔茨海默病和脑瘫等。

（3）消化系统疾病，如消化功能不良、上消化道出血、肠易激综合征、慢性乙型肝炎等。

（4）妇科疾病，如妇科恶性肿瘤、原发性痛经、孕期前后的调理、更年期综合征等。

（5）心肺系统疾病，如慢性阻塞性肺疾病、高血压、急性心肌梗死等。

（6）亚健康状态，如慢性疲劳综合征、睡眠障碍、神经衰弱等。

（7）各种原因引起的疼痛。

（8）其他：围手术期、戒毒、病房监护和临终关怀等领域，以及突发性生活事件引起的精神危机、长期的精神抑郁、临场紧张、婚姻危机处理，以及精神减压力等。

2. 禁忌证

（1）咳嗽期间应暂停集体治疗。

（2）耳痛、耳鸣患者不宜进行五音治疗。

3. 注意事项

（1）现场环境保持安静，如手机保持静音状态。

（2）患者穿着宽松棉质衣裤，治疗前摘除首饰、眼镜等。

（3）在治疗师的引导下学会吐纳调息，使之尽快进入到一种均匀宁静的状态。

（4）治疗过程中避免人员走动，治疗开始后不可随意打断。

六、典型案例

案例 1

林某，女，55 岁。

主诉：入睡困难，睡眠质量低 3 年余。

现病史：患者自诉 3 年余前进入更年期后出现入睡困难，睡眠质量低下，睡眠时间减少，甚则整夜不能入眠，情绪波动大，时感沮丧、悲伤，心悸，腹胀，易口舌生疮，食欲不佳。反复求助西医治疗，未见好转。刻下症见：入睡困难，每晚睡眠少于 3 小时，且睡眠不深，梦多，夜里 1 ~ 2 点醒来不易入睡，呈朦胧状态的时间较多。心情烦躁，胸闷心悸，腹胀，身肢疲倦。面色暗沉无华，舌暗，有齿痕，苔薄黄，脉沉弦数。

诊断：中医诊断：不寐（肝肾亏虚，心肾失交）。

　　　　西医诊断：睡眠障碍综合征。

治则：滋补肝肾，交通心肾，兼疏肝理气。

五音处方：以羽调、角调、宫调乐曲为主。

　　　　上午：《梅花三弄》《归去来兮辞》顺序播放，重复两次。

　　　　下午：《普庵咒》《流水》顺序播放，重复两次。

处方分析：《梅花三弄》为羽调阳韵，《归去来兮辞》为角调式乐曲，二曲顺序播放，意在舒达肝气。《普庵咒》为宫调阴韵，调和脾胃，引阳入阴以安神。《流水》为羽调式乐曲，具有滋水涵木、润燥除烦之功效。此方组合可达到滋养肝肾，平衡阴阳，交通心肾的效果。

效果分析：治疗 1 日后患者自诉能入睡 5 小时；3 日后诉胸闷心烦缓解，已无明显腹胀感；5 日后诉夜寐安，精神较前明显改善。嘱患者在家中坚持五音治疗，2 周后随访，患者期间食欲正常，睡眠安，脉弦。

治疗 5 日前后红外热成像图（见彩插 6）。

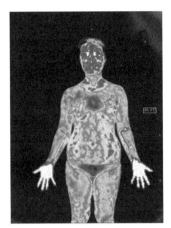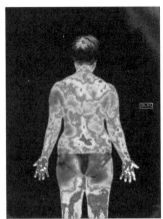

五音治疗前

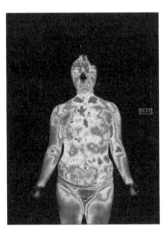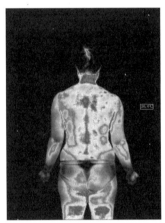

五音治疗后

案例 2

韦某，女，38 岁。

主诉：反复上腹部胀满 1 年余。

现病史：患者自诉 1 年余前无明显诱因出现上腹部胀满，以空腹时明显，无反酸、嗳气。多次求助于西医治疗，未见好转。刻下症见：上腹部胀满，困倦乏力，肌肉酸疼，健忘，注意力不集中，情绪不稳，怕冷，每逢节令交替极易感冒，汗多，纳差，寐一般，大便稀溏。舌质淡胖，有齿痕，苔薄白，脉沉弱。

诊断：中医诊断：痞满（肺脾不足）。

西医诊断：功能性消化不良。

治则：健脾益肺。

五音处方：以徵调、宫调、商调乐曲为主。

上午：徵调式《神人畅》、宫调试《普庵咒》顺序播放，重复两次。

下午：商调式《山水情》，重复两次。

处方分析：《神人畅》为徵调式乐曲，《普庵咒》为宫调式乐曲，二曲顺序播放，意在补火暖土，健脾益胃。《山水情》为商调式乐曲，益肺固表、安神定志。此方组合可达到健脾益肺，安神定志之功效。脾以升为健，胃以降为和，徵、宫音温运脾胃而使脾气上升，商音清肃以使气机敛降，清肃令下，则肺胃俱降，心火下达，气机圆运动得以运转，则脏腑安和。

效果分析：治疗 1 日后患者自诉上腹部胀满症状减轻；3 日后困乏、肌肉疼痛症状缓解，大便正常；5 日后上诉症状基本消失，神采奕奕。嘱患者在家中坚持五音治疗，3 个月后随访，诉症状未出现反复，无明显怕冷，且 3 月内未出现感冒，脉沉。

参考文献

[1]朱华，王凯，李丽红，等.音乐治疗对慢性精神分裂症患者康复疗效研究[J].实用预防医学，2012，19（7）：989-991.

[2]孙宁霞.五行音乐疗法对慢性精神分裂症治疗作用的对照研究[J].中国卫生标准管理，2015，6（18）：63-64.

[3]韦卿.五行音乐治疗慢性精神分裂症患者的疗效分析[J].中国实用神经疾病杂志，2015，18（4）：26-28.

[4]刘风华，陈红霞，刘翠莲.老年脑卒中患者的心理护理[J].河南实用神经疾病杂志，2000，3（5）：89.

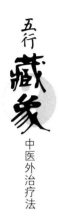

[5]林法财.基于"心身同治"的针刺穴注联合五行音乐疗法治疗 PSD 的临床研究 [D].广州：广州中医药大学，2015.

[6]唐承华.中医药配合五行音乐疗法辨证治疗卒中后抑郁的临床研究 [D].广州：广州中医药大学，2014.

[7]蔡光蓉，李佩文，焦丽平.音乐疗法配合抗肿瘤治疗 116 例肿瘤患者的临床观察 [J].中国中西医结合杂志，2001，21（12）：891-894.

[8]张云波，颜春艳.指针五音疗法治疗功能性消化不良伴焦虑抑郁症 60 例 [J].中医外治杂志，2011，20（4）：32-33.

[9]丛明慧，孙洪巧，陈晓静，等.中医五行音乐疗法对肺心病患者负性情绪的改善作用 [J].广西医科大学学报，2017，34（7）：1113-1116.

[10]张卫东.音乐、心理与大脑 [J].华东师范大学学报：教育科学版，2014，32（1）：89-96.

[11]张秀玲，祝倩.五行音乐疗法对特种人群亚健康的治疗效果评价 [J].健康教育与健康促进，2010，5（3）：1-2.

[12]董博，卜秀梅，张丽娟，等.中医五音疗法治疗老年睡眠障碍病人的效果观察 [J].全科护理，2017，15（10）：1204-1205.

[13]王喆，张世卿.针刺拔罐配合音乐疗法用于痛经患者的治疗及护理 [J].中国民间疗法，2010，18（7）：26-27.

[14]周洁，杨淼.五行音乐疗法对全麻术后患者疼痛及情绪的影响 [J].护士进修杂志，2017，32（10）：872-874.

第十五章 释梦疗法

一、概念阐释

释梦疗法是基于对《黄帝内经》中梦的五行、藏象理论的认识，通过对梦象的分析，认识疾病病因、病位、病性、病机，对人体的心身疾病进行诊断，选用相应的治疗方法进行干预，从而治愈疾病的方法。释梦疗法有两层含义：一是释放梦象，梦者在诉说其梦象时，本身就是一种情绪的沟通和释放；二是解释梦象，通过医生的分析，让梦者了解其梦象代表的意义，并认识到相应脏腑出现的偏颇。《黄帝内经》中有大量篇幅论述释梦疗法，认为梦的发生与情志因素、外感六淫邪气、脏腑气血失调、寄生虫等方面息息相关。我们正是基于以上认识，加以总结、创新并运用于临床。

二、理论渊源及历代演变

释梦，古人称之为占梦。最初起源于初民幼稚的梦魂观念，认为做梦是受鬼神指使的灵魂离开身体在外游历，进而根据梦象观察鬼神之意而占卜吉凶。有关梦的文字记载已有数千年之久，天文、哲学、军事、政治、中医学等均有关于梦象的论述研究，其中中医学将释梦运用到身心疾病的治疗历史渊长。按历史沿革，就将中医学的释梦发展历程列表如下（见表15-1）：

241

表15-1　中医学释梦发展历程

年代	著作/大家	影响/观点
黄帝时代	甲骨文记载殷王占梦	分析梦的意义及吉凶，包含了对身体情况的分析预测
不详	《周礼》	以日月星辰占六梦之吉凶："一曰正梦，二曰思梦……六曰惧梦。"
战国	《黄帝内经》	奠定中医释梦的理论基础，最早有专篇论述梦象与脏腑的联系
	《神农本草经》	最早记载了疗梦疾的药物：木香、麝香等
汉	张仲景《伤寒杂病论》	提出了梦的辨证治疗，对"梦交""梦遗"等症的病因病机进行分析，如《金匮要略》云："男子失精，女子梦交，桂枝加龙骨牡蛎汤主之。"
	王符《潜夫论梦列》	记载"阴病梦寒，阳病梦热，内病梦乱，外病梦发"
南北朝	范缜《神灭论》	提出"形神相即"观
	陶弘景《本草经集注》	增加了远志、苏合香、白龙骨、羚羊角、桑螵蛸、韭子六味治疗多梦的药物
晋	葛洪《肘后备急方》	有专门章节对梦的治疗进行讨论，首次提出"卒魇"这一病名，记录多种外治方法
	皇甫谧《针灸甲乙经》	认为不但"淫邪袭内"则梦，且"正风袭内"亦梦，并提到治疗"淫邪袭内"梦象的穴位
	王叔和《脉经》	总结并补充《黄帝内经》《伤寒论》中梦的理论，并分析了梦的脉象
隋	巢元方《诸病源候论》	系统总结了《黄帝内经》《金匮要略》《肘后备急方》中梦的理论及梦的辨证论治，简要分析了外感病中的梦泄精及性梦
	杨上善《黄帝内经太素》	首先提出"梦诊"一词，并将梦分为三种：征梦、想梦、病梦

年代	著作/大家	影响/观点
唐	孙思邈《千金翼方》	孙思邈据《黄帝内经》梦的理论，创立脏腑虚实对应的方剂；补充梦的成因；提出一些针灸疗法；且独创用调气法治疗多梦；《千金翼方》记载"远志、木香、苏合香、白龙骨、磨香、羚羊角、桑螵蛸、韭子"七味药物治疗多梦
宋金元	《太平圣惠方》	记录多首梦不同证型的方剂，且记载了治妇人梦的方剂，是专科梦治疗的鼻祖
	严用和《济生方》	认为机体有病可以表现为病梦，且发现梦本身也有致病性
	陈无极《三因极一病证方论》	认为噩梦可以诱发惊悸
	许叔微《普济本事方》	详细记录了两例梦医案，并更加详细地对梦遗论治进行总结
	张元素《医学启源》	总结了五脏之梦以外的症状与其处方用药，强调辨证脏腑虚实来解读梦
	朱丹溪	认为梦遗"专主乎热"；预防、治疗上应注重心理因素
明	皇甫中《明医指掌》	认为病梦的产生源于痰
	李时珍《本草纲目》	丰富和发展了对治疗梦寐疾患的药物认识，收录了疗梦药物近百种
	孙一奎《孙文垣医案》	收录了二十余例有关梦证的医案，如：李妓梦遗咳嗽医案
清	王宏翰《医学原始》	将西方思想融入传统中医梦学里
	王清任《医林改错》	认为梦由瘀血产生，梦的产生和脑气有关
	唐容川《血证论》	讨论梦与魂魄的关系，并指出治法
	周学海《读医随笔》	认为精神心理性疾病多可以从梦象上反映出来，并记录了梦象与脉象的关系
民国	张锡纯《医学衷中参西录》	认为梦中的某些场景可以是脑充血的征兆

通过整理上表我们发现，历代医家很多都是以《黄帝内经》中梦的相关理论为基点进行整理、发挥的。可见中医释梦起源于《黄帝内经》，因此研究《黄帝内经》梦的内容，对现今中医学释梦具有极大的指导意义。

三、基本原理及方法

睡眠约占人一生三分之一的时间，是人生命活动中不可缺少的组成之一。睡眠的产生机制与五神关系非常密切，《庄子齐物论》中记载："其寐也魂交，其觉也形开。"清·王夫之《庄子解》曰："开则与神化相接，耳目为心效日新之用，闭则守耳目之知而困于形中。"根据对睡眠机制的研究，认为人类的睡眠是神、魂、魄在不同状态之下，发挥不同生理功能的体现。大致来说，人之将寐，心神先收敛，魂便随之入内，魄无魂的激发，亦处于被动、未激活的状态，这一系列状态的产生就是所谓睡眠现象。《黄帝内经》中，五神中的心神是人类意识活动中的最高层次的自觉意识（自我意识），在精神活动中发挥着领导、主宰作用，统御魂、魄、意、志；魂魄是为本体基础意识（潜意识），是心神活动的基础；意、志发于心，是意识思维运行的关键，具有主动作用，影响着神、魂、魄与情志活动之间的联系。

《素问·宣明五气》说："心藏神，肺藏魄，肝藏魂，脾藏意，肾藏志。"神、魄、魂、意、志是精神活动的不同表现，五脏的功能特点与人的情志活动紧密相连，脏腑功能的偏颇可引发不同的梦象。《素问·方盛衰论》曰："是以肺气虚，则使人梦见白物，见人斩血籍籍，得其时则梦见兵战。肾气虚，则使人梦见舟船溺人，得其时则梦伏水中，若有畏恐。肝气虚，则梦见菌香生草，得其时则梦伏树下不敢起。心气虚，则梦救火阳物，得其时则梦燔灼。脾气虚，则梦饮食不足，得其时则梦筑垣盖屋。"《灵枢·淫邪发梦》曰："肝气盛，则梦怒；肺气盛，则梦恐惧、哭泣、飞扬；心气盛，则梦善笑、恐畏；脾气盛，则梦歌乐、身体重不举；肾气盛，则梦腰脊两解不属。""厥气客于心，则梦见丘山烟火；客于肺，则梦飞扬，见金铁之奇物；客于肝，则梦山林树木；客于脾，则梦见丘陵大泽，坏屋风雨；客于肾，则梦临渊，没居水中；客于膀胱，则梦游行；客于胃，则梦饮食；客于大肠，则梦田野；客于小肠，则梦聚邑冲衢；客于胆，则梦斗讼自刳……"

《黄帝内经》中有关释梦的阐述给我们以深刻的启示，是五行藏象释梦疗法产生的理论源泉。

中医经典理论认为，肝胆属木，肝性柔和舒畅且主疏泄，又主升发之气。肝有病之人时常梦见一些与"木"相关的事物，如"肝气虚则梦见菌香生草""肝气盛，则梦怒"等。那么，由此拓展开来，凡是在梦象中出现与木之生长、升发、条达舒畅等特性相关的事物或景象，皆可认为与厥阴肝有关。

心为阳脏主动，心与小肠属火，心阳有温煦作用。心有病之人时常梦见一些与"火"相关的事物，如"心气盛，则梦善笑、恐畏""心气虚则梦救火阳物，得其时则梦燔灼""厥气客于心，则梦见丘山烟火"等。那么，由此拓展开来，凡是在梦象中出现与火的温热、上升等特性相关的事物或景象，皆可认为与心有关。

脾胃属土，脾脏有病的人时常梦见一些与"土"相关的事物，如"脾气虚则梦饮食不足，得其时则梦筑垣盖屋""客于脾，则梦见丘陵大泽，坏屋风雨"等。那么，由此拓展开来，凡是在梦象中出现与土的具有生化、承载、受纳作用等特性相关的事物或景象，皆可认为与脾有关。

肺属金，与大肠腑相表里。肺有病之人时常梦见一些与"金"相关的事物，如"肺气虚则使人梦见白物，见人斩血籍籍，得其时则梦见兵战""肺气盛，则梦恐惧、哭泣、飞扬""客于肺，则梦飞扬，见金铁之奇物"等。那么，由此拓展开来，凡是在梦象中出现与金的清洁、肃降、收敛等特性相关的事物或景象，皆可认为与肺有关。

肾主水，与膀胱腑相表里。肾有病之人时常梦见一些与"水"相关的事物，如"肾气虚则使人梦见舟船溺人，得其时则梦伏水中，若有畏恐""肾气盛，则梦腰脊两解不属""客于肾，则梦临渊，没居水中"等。那么，由此拓展开来，凡是在梦象中出现与水的寒冷、滋润、向下等特性相关的事物或景象，皆可认为与肾有关。

四、释梦疗法的梦象诊治流程

1.医生鼓励梦者充分讲述自己的梦境。

2.医生根据梦象的特点，结合中医四诊，帮助梦者认识梦象的原因，分析其与五脏的关系，对其体质进行分析，对梦象进行讲解。

3.医生根据释梦及四诊内容，对其体质有一个整体的认识，辨脏腑之偏颇，并对梦者实施起居、运动、饮食、服药及非药物治疗方案。

4.治疗后季节交替时，医生对梦者进行回访跟踪。

五、注意事项

1.在释梦治疗中，医生必须以平等的身份，真挚的感情，科学、诚恳的态度，耐心与患者交流。

2.释梦要从患者最关心处入手，切忌主观、片面，必须因人而异，注意运用语言技巧。

3.释梦治疗中我们可以各种方法互参，提高对疾病的临床诊断正确率和治疗有效率。

六、临床应用体会及典型案例

1.临床应用体会

（1）藏象释梦疗法以《黄帝内经》五行、藏象学说等为理论依据，将梦象从五行、藏象的各个层面来对应剖析其病因、病位、病性、疾病的发生发展预后并给予相应干预措施，以达到预防与治疗目的。

（2）通过释梦疗法，给梦者一个释放自己压力的渠道，同时让医者更好地了解梦者的身体和心理状态，从而指导临床的用药、治疗及作息饮食等，甚至疾病的预测、预防。

（3）释梦疗法创新性地与"4p"健康管理相结合，并应用于临床的各个治疗领域，丰富了中医治未病的诊断、治疗、预测等相关内容。

2. 典型案例

案例 1

林某，男，32 岁。平素身体无特殊不适，喜食寒凉之品，体检有"小三阳"病史。半个月前得知岗位调整，因本身工作负责、品行兼优，直属领导推荐其成为干部提拔第一候选人，同时另一竞争对手实力强大，但心态仍积极乐观，工作仍一如既往，却因此工作调整之事情绪时有波动、思虑较前增多。平素偶有做梦，现梦较前增多。

梦象自述：4 月 17 日梦见自己携母亲去远方，途经荒凉山区遇一条宽大湍急的河流，正欲过桥，出现一群强壮的匪徒阻挡去路，见此情景，其从怀里拿出身份证明及钱财，但仍被阻拦，从而惊醒。

梦象分析：其母为其亲人，一同去远方，实为此次提拔身边亲友对其的支持；梦荒凉山区，为思虑过多，情绪波动，以致脾胃功能失调所致；梦见河，有两层含义，其一，从身体症状着手，问及近日偶有腰酸累，为肾气亏耗的表现；其二，梦中各种事物均有其象征意义："湍急河流"表示提拔之际的各种险阻困难，"过桥"意为此番提拔的名额有限，而不是宽广大路，"壮汉阻挡"意为领导对其的考察，"身份证明"表明自身在努力争取，证明自己的能力。从上可见梦者为脾肾皆亏的梦象。

辨证分析：因梦者思虑增多，"思则伤脾"，加之好食寒凉之品，故其脾胃功能受损；腰酸累，肾气亏耗；舌淡胖，有齿痕，脉沉滑，

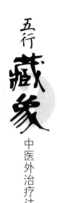

此皆为脾肾皆亏之象。

治疗：外治上选用长蛇灸在背部督脉、膀胱经处施灸，达到温阳补肾、健脾祛湿的效果；坤土建中疗法补中焦脾胃之土，从根本上来补后天脾胃之气血。2天1次治疗，治疗1周后，其梦较前明显减少，腰酸症状减轻。两周后，梦者告知竞争失败，未出现多梦现象。

案例 2

陈某，女，25岁，近1年来睡眠欠佳，多梦眠差，饮食不慎则胃脘部胀闷、嗳气，四肢冰冷，腰部酸痛不适，纳少，体型消瘦。舌胖大，苔白腻，脉沉。

梦象自述：2015年11月前来就诊，自觉常常起床困难，欲醒不得醒。经常梦见鬼怪，诉前两日梦一女孩，黑色直长发，看不到脸，追着喊姐姐，自觉可怕，平时常梦见行走时路面开裂出现缝隙，不小心掉进去。

梦象分析：梦多见恐怖鬼怪，此为恐惧、寒冷，为五行肾之所主，梦黑直发女孩，黑为肾之色，"直"为向下之性亦为肾主，看不到脸及梦里觉得可怕，皆为肾气亏虚之梦象。路属脾胃之土，出现裂缝下坠，为脾气亏虚之象。从上可见，此梦者不寐因肾气亏虚、脾胃受损引起；病位在脾肾。

辨证分析：饮食不节脾胃受损，宿食停滞，胃气失和，出现胃脘部胀闷、嗳气，胃不和则卧不安；四肢冰冷、腰部酸痛，此由肾气耗伤，肾水不能上济于心，水火不调引发阴寒恐怖类梦，故此梦者为肾气亏虚、脾胃受损引起的不寐。

治疗：外治上选用艾灸疗法，灸梦者足三里、肾俞、脾俞，配合坤土建中疗法。脾胃健则气血得以生化，艾灸疗法暖脾肾，坤土建中疗法复健中央，二者结合，寒湿得化，气血得复，胃脘不适及噩梦频率明显减少。

案例3

田某,女,29岁,素来多梦。月经推迟17天,第11天时验HCG为0,但仍担心怀孕。烦躁易怒,双眼干涩,两胁胀满不适,伴有腰部酸累不适。近日夜间吹风扇则出现咳嗽,无痰,咳声无力,晨起有清涕,纳差,多梦,大便黏,夜间1次夜尿。舌淡,苔白稍腻,有齿痕,脉沉细。

梦象自述:2017年6月19日晚上梦见自己和一位着黑色西装的男士蹲在一小水渠边,手里拿着一个绿色的翡翠样玉盆,逆着水流的方向往里接水。旁边的男士告知那个盆是个宝贝,我就把它捧起来看了下,它看着玉体通透,色泽极好。梦中感觉到该男士貌似想要我的玉盆,他和我对坐在一张小圆桌前喝饮料,他一直在和我聊玉盆,我也没有要给他的意思。接着,他身后出现三个穿黑衣服的坏人,我感觉是要过来抢我的玉盆,男士示意我给他保管,我就偷偷递过去给他,我清楚地看到,他放在了西服内里的口袋里,还专门扣上了那颗白色的扣子。但那三个人貌似发现了,直接把他按住开始打。我急着从凳子上跳开,拿出手机想拨110,却拨成了116,电话拨打不出去,我很害怕,突然我的后面有2个穿警服的男士出现,问我在干什么,我说报警,他们说自己就是警察,然后他们就走过去了。我就看到着西装的男士,被2个人压着从我身边走过,我清楚地看到他的鼻子处有伤,也看到他的眼睛一直注视着我。

梦象分析:其梦象清晰,梦中有以翡翠样绿色玉盆,玉之五行归属尚无定论,但其梦中玉为绿色,故其属五行肝木之色。梦见自己逆着水的方向往盘子里接水,水生木,当解为肝血不足,肾水来充。梦在一张小圆桌前喝饮品,提示脾胃功能欠佳。梦有人来抢玉盘,则放在了男士西服内里的口袋里,还专门扣上了那颗白色的扣子,白色五行属肺金,金克木,提示此肝血不足,为肺气所克制也。想拨110,却拨成了116,应是0,却成了6,说明6对患者的重要性,6在先天八卦中对应的是坎水,包括后面的害怕,以及男士穿着黑色西装,穿黑衣服的坏人；且肺气亏虚，梦见白物，梦打架出血，金水相生，以上均提示此患者需要肾水的滋养。肺开窍于鼻，故梦见看到他的鼻子处有伤。肝开窍于目，故最后梦象是停留在看到他的眼睛一直注视着我，且梦象的开始是手里拿着属木的绿色翡翠玉盘，开头和结尾均提示着此梦者的关键问题在于肝木。丁酉年三之气，木本不及，又逢客气燥金加临，使肝木亏耗更甚。从上可见，此梦者病因为肝血耗伤过多；病位在肝、肺、肾，病性为虚寒型的月经不调。

辨证分析：中医认为，经水出于肾，肾气充足、地道通畅，月经自然通调；脾胃为后天气血生化之源；肝血足，气血调和，才能使月事按时得以下。梦者月经推迟为肝、脾、肾气血皆亏也。肝开窍于目，循经于胁肋部（血不足，失于润泽），故患者烦躁易怒，双眼干涩，两胁胀满不适；思虑过多，纳差，大便黏，苔白稍腻，有齿痕，为脾胃功能失调之象；腰为肾之府，腰部酸累不适，为肾气不足之表现；咳嗽，无痰，咳声无力，晨起有清涕，为肺气不足之象。综上可知，此患者为肝、脾、肺、肾气血皆亏之月经不调。

辨证治疗：如上与梦者交流其梦所反应的脏腑偏颇问题，充分沟通后对其所忧情况进行疏导，再结合梦者四诊情况整体分析其体质，指导其在晚上 11 点胆经循行前必须处于熟睡状态，此丁酉年三之气时饮食上以酸甜养精血之品为主，并定期进行回访。此梦者在治疗上以疏肝健脾、填补精血为主，兼调肺肾枢机为辅。外治疗法选用背俞指针疗法，着重点按梦者的肝俞、脾俞、胃俞、肺俞、肾俞，以疏肝气、降肺气、补脾肾；配合坤土建中疗法补中焦脾胃之土。梦者隔天 1 次治疗，2 周后诉梦较前明显减少，夜间无咳嗽，情绪舒畅，纳可。

参考文献

[1] 池孟修. 梦的中医辨证研究 [D]. 北京：北京中医药大学，2014.

[2] 王凤香. 黄帝内经梦象研究 [D]. 北京：北京中医药大学，2007.

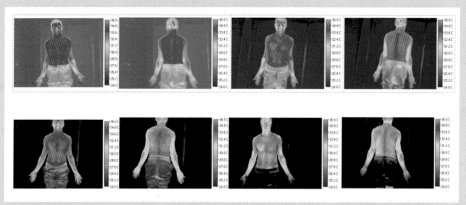

彩插 1

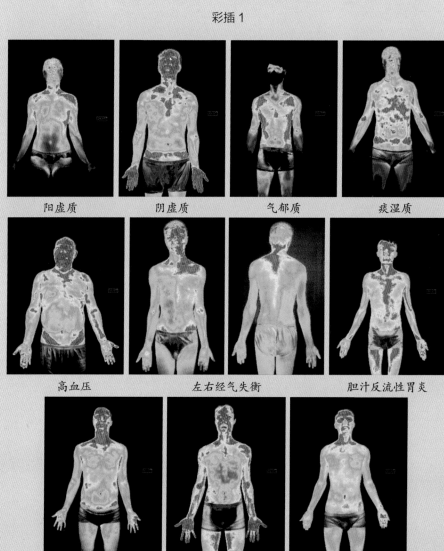

阳虚质　　　　　　阴虚质　　　　　　气郁质　　　　　　痰湿质

高血压　　　　　　左右经气失衡　　　　　　胆汁反流性胃炎

乙肝　　　　　　中焦虚寒　　　　　　心阳不足

彩插 2

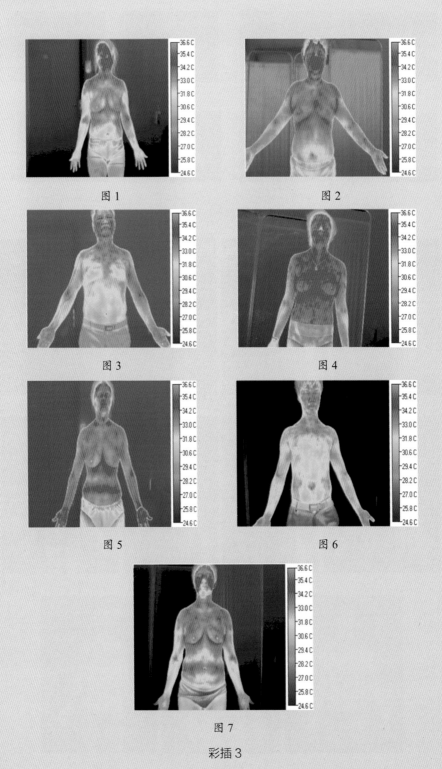

图 1

图 2

图 3

图 4

图 5

图 6

图 7

彩插 3

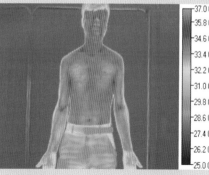
图 8

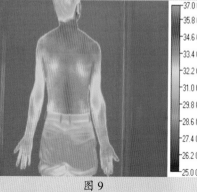
图 9

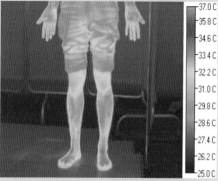
图 10

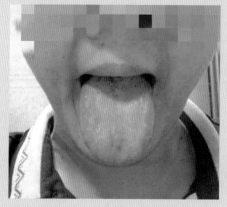
图 11

彩插 4

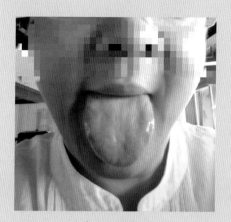

治疗前   第 5 次治疗后

彩插 5

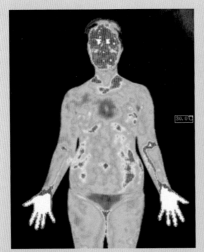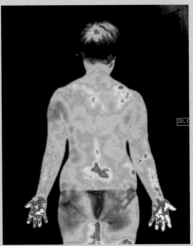

五音治疗前

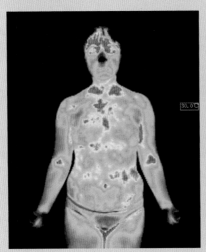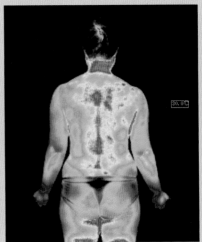

五音治疗后

彩插 6